MARTIN UND PHILIPPA FAULKS

zen FOOD

Der ganzheitliche Weg zum Wunschgewicht und dauerhaften Körperglück

Aus dem Englischen übersetzt
von Jochen Lehner

Lotos

Die Originalausgabe erschien 2013 unter dem Titel
»The Zen Diet Revolution. The Mindful Path To Permanent Weight Loss.«
im Verlag Watkins Publishing Ltd., London

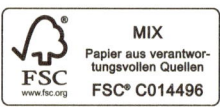

Verlagsgruppe Random House FSC® N001967
Das für dieses Buch verwendete FSC®-zertifizierte Papier
Super Snowbright liefert Hellefoss AS, Hokksund, Norwegen.

Lotos Verlag
Lotos ist ein Verlag der Verlagsgruppe Random House GmbH.

ISBN 978-3-7787-8241-5

Erste Auflage 2013
Copyright © 2013 by Martin and Philippa Faulks
Copyright © der deutschsprachigen Ausgabe 2013 by Lotos Verlag, München,
in der Verlagsgruppe Random House GmbH
Alle Rechte sind vorbehalten. Printed in Germany
Einbandgestaltung: Guter Punkt, München,
unter Verwendung eines Motivs von © Siri Stafford/Thinkstock
Gesetzt aus der Adobe Caslon Pro bei
EDV-Fotosatz Huber/Verlagsservice G. Pfeifer, Germering
Druck und Bindung: GGP Media GmbH, Pößneck

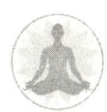

Für Shihan Michael Pearce
im Bujinkan-Honbu-Dojo in Japan,
dem ich ein neues Verständnis von Ernährung
und Bewegung verdanke.

INHALT

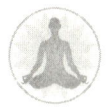

Vorwort 9
Einleitung: Grundlagen von Zen Food 17

1. Umdenken 29
Tausche »Futterkick« gegen »Gesundheitskick« 30
Neue Gewohnheiten aufbauen 35
Anmerkungen zum Thema »Zufriedenheit« 40
Sind Sie ein Kompensationsesser? 48
Achtsamkeit: jeden Augenblick wichtig nehmen 54
Autosuggestion für Zen Food 61
Meditation als Werkzeug der Veränderung 64
Die Kunst der Meditation 73
Anhaftung und die Kunst des Loslassens 88

2. Ernährungsumstellung 97
Ernährungsgewohnheiten sinnvoll nutzen 97
Auswärts essen, aber richtig! 111
Zwischenmahlzeiten – Imbiss nach Plan 122
Der Wasserkonsum 123
Die Motivation aufrechterhalten 124
Kleine Veränderungen der Ernährungsgewohnheiten 136

3. Änderungen der Lebensweise 153
Die Bedeutung des Schlafs für das Abnehmen 154
Feste feiern 164
Für eine reibungslose Verdauung sorgen 171
Bewegen Sie sich jeden Tag 173

4. Bewegung oder Die Kunst der Fettverbrennung 177
Wie Fett gespeichert wird 178
Der Ablauf der Fettverbrennung 180
Bewegung – das A und O des Abnehmens 198
Nahrungsergänzungen zur Unterstützung
des Fettstoffwechsels 208
Wie messen wir den Fortschritt? 211

Anhang A: Wochenpläne 221
Ein optimaler Verlaufsplan für alle Zwecke 222
Abnehmen mit spiritueller Ausrichtung 223
Ein Programm für den schnellen Gewichtsverlust 224
Ein Programm ohne körperliches Training 225
Freie Wahl 226

Anhang B: Zen-Rezepte 227
Das supernahrhafte Frühstück 227
Das Mittagessen 239
Das Abendessen 243
Snacks 250

Literatur 253
Rezeptverzeichnis 255

VORWORT

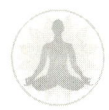

Wenn Sie mich heutzutage am Strand, auf der Straße oder im Fitnessstudio sähen, kämen Sie nie auf die Idee, dass ich mir viele Gedanken über meine Ernährung machen müsste. Mein Körperfettwert ist sehr niedrig, und ich habe einiges an Muskeln aufzubieten. Da geben die Leute eher Kommentare ab wie »Du hast Glück – du kannst ja futtern wie ein Scheunendrescher und nimmst doch nicht zu« und ahnen nicht, welche Ironie in diesem Statement steckt.

Soweit ich zurückdenken kann, sind das gute Leben und das Essen nämlich meine große Leidenschaft gewesen. Es gibt nicht viel, was ich nicht gern esse, und die Mahlzeiten zählen zu den größten Vergnügen in meinem Tagesablauf. Das war früher kein Problem für mich, aber mittlerweile bin ich nicht mehr ganz so jung, und da liegen die Dinge jetzt ein wenig anders. In meinem Beruf waren Geschäftsessen an der Tagesordnung, dazu kam die fatale Angewohnheit, »zur Feier des Tages« regelmäßig auswärts essen zu gehen. Ich trieb jeden Tag Sport, was mich wohl in dem Glauben ließ, ich sei gegen überzählige Kalorien gefeit. Dann war jedoch beim Blick in den Spiegel nicht mehr zu übersehen, dass ich immer mehr zunahm. Für diese Feststellung brauchte ich keine Waage und keine Körperfettmessung, sie war nur allzu offensichtlich. Mir ging es wie den meisten anderen Geschäfts-leuten, die ich kannte. Ich bekam eine Wampe, und dieser Anblick trug nicht gerade zu meiner Entzückung bei. Ich unter-schied mich lediglich durch einen etwas athletischeren Körper-bau von ihnen, weil ich täglich Gewichte stemmte. Ich wusste, als Nächstes käme nun der Herzinfarkt – kannte ich das doch bereits von anderen in meinem Umfeld. Außerdem muss man mit dreißig gesund und fit sein. Sollte ich meiner Tochter und den Leuten in meiner Kampfkunstgemeinschaft nicht ein bes-seres Beispiel geben? Kurz: Hier musste sich etwas Grundlegen-des ändern!

Als Fitness-Enthusiast und Sohn eines renommierten Er-nährungswissenschaftlers war ich doch sicher in der denkbar besten Ausgangsposition, die Pfunde purzeln zu lassen, oder? Nun, ich war es nicht. Denn kaum hatte ich damit begonnen, meine Kalorienzufuhr einzuschränken, dachte ich auch schon während jeder Minute des lieben langen Tags ans Essen. Es war furchtbar. Ich kämpfte tapfer ein, zwei Monate lang und nahm ein bisschen ab. Aber sobald ich die Diät abbrach, stellte sich der alte Schlendrian ein, und ich nahm wieder zu. Es war ziemlich frustrierend. Mir wurde bald klar, dass ich hier mit kleinen Kor-rekturen an meinen Gewohnheiten nicht weit kommen würde. Ich musste durchgreifend und dauerhaft anders vorgehen, und das betraf nicht nur die Gewohnheiten, sondern meine grund-sätzliche Einstellung zum Essen.

Eine dauerhafte Lösung musste her. Ich probierte alle mögli-chen Standarddiäten aus, unter anderem die Methode, abends nur Salat zu essen. Manche dieser Maßnahmen beeinflussten meinen körperlichen Zustand sehr positiv, aber sie machten es auch schwer, ein »normales« Leben zu führen, und ließen sich nicht über längere Zeit aufrechterhalten. So änderte ich also meinen Ernährungsplan immer wieder und hoffte, etwas zu finden, was dauerhaft funktionieren würde – aber ohne viel Erfolg. Alles fühlte sich irgendwann künstlich und bemüht an und ließ sich nicht lange durchhalten. Bei alldem entging mir jedoch – und es dauerte eine Weile, bis ich darauf kam –, dass mit meinem Denken etwas nicht stimmte. Für die richtige Ernährung und ein optimales Gesundheits- beziehungsweise Gewichtsmanagement sind gewisse Kenntnisse erforderlich. Da kommt man mit befristet angewandten Patentrezepten nicht weit, und Hauruck-Maßnahmen haben in der Regel auch keine nachhaltige Wirkung. Man muss wirklich beständig daran arbeiten und mit der Zeit immer besser werden. Bei allem heißt es also dranbleiben, bei der Ernährung ebenso wie beim Einhalten des rechten Maßes an Ruhe und Bewegung. Ihr Körper braucht sogar eine Weile, bis er die Möglichkeit entwickelt hat, Fett zu verbrennen. Ihre Fettverbrennungsreaktion benötigt, wenn sie ungeübt ist, eine gewisse Zeit, um richtig in Gang zu kommen und dann immer besser zu werden. Mit dieser Erkenntnis änderte sich für mich alles. Ich fing also an, die in anderen Bereichen meines Lebens erlernten praktischen und philosophischen Ansätze auf meinen gesamten Alltag, meine Ernährung und meine Gewichtsziele anzuwenden, und zwar mit erstaunlichen Resultaten.

Dieses Buch ist das Resultat vieler Jahre der Auseinandersetzung mit der Kunst der Gewichtsreduzierung, der richtigen Ernährungsweise und körperlichen Ertüchtigung. Alles, was Sie hier lesen werden, haben wir selbst erprobt, bis es sich für uns bewährt und als nachweislich wirksam erwiesen hatte. Mein Vater, der weltweit angesehene Ernährungswissenschaftler Richard

Faulks, hat die Stimmigkeit der wissenschaftlichen Aspekte ge-
prüft. Damit halten Sie jetzt den Schlüssel zur Selbstbestim-
mung Ihres Gewichts, Ihres Aussehens und Ihrer Gesundheit in
der Hand. Sie brauchen ihn nur noch zu drehen, um die Tür zu
Ihrem neuen Ich zu öffnen.

Dieses Vorgehen eignet sich nicht nur für Leute wie mich,
sondern für jedermann. Philippas Geschichte ist ein wenig anders gelagert. Sie war viele Jahre lang eher das, was man als
»spindeldürr« bezeichnet. Sie nahm einfach nicht zu, obwohl sie
alles versuchte. Hier nun ihre eigene Geschichte.

Philippas Zen-Food-Story

Ich habe mir ständig dumme Fragen über mein Gewicht und
meine Ernährungsgewohnheiten anhören müssen und stand
immer im Verdacht, magersüchtig zu sein. Die Tatsache, dass ich
seit meiner Teenagerzeit an Reizdarmsyndrom und lähmendem
Energiemangel litt, machte die Sache auch nicht gerade besser.
Ich hatte stets versucht, auf eine gesunde Ernährung zu achten,
und war ungefähr sieben Jahre lang strenge Vegetarierin gewesen, als mir klar wurde, dass ich mehr Eiweiß brauchte, als die
vegetarische Ernährung hergab. Das lag vor allem daran, dass
ich meine Haupteiweißquellen, Soja und Hülsenfrüchte, nicht
vertrug, sie verschlimmerten bei mir die Reizdarmsymptomatik.
In meinem Freundeskreis von Vegetariern waren viele geschockt,
als ich wieder Fleisch und Fisch aß. Sie sagten, Soja sei doch ein
vollwertiger Ersatz und auch bei einer vegetarischen Ernährung
könne man zunehmen und so weiter. Ich meinerseits sah mir
einmal genauer an, was sie so aßen, und dabei zeigte sich, dass

auch sie ihren Eiweißbedarf keineswegs nur mit »gesünderen« Lebensmitteln wie Soja, Nüssen und Hülsenfrüchten deckten, sondern hier (ebenso wie bei den Kalorien, wie ich jetzt weiß) kräftig mit Käse, Milch und Sahne nachhalfen.

So kehrte ich also zu einer mit Fleisch angereicherten Ernährung zurück, aber ich nahm nicht deutlich zu, nur meine allgemeine Stimmungslage wurde besser. Bis ich dann das berühmtberüchtigte 35. Lebensjahr erreichte. Ich glaube, unter den Damen weiß so manche ganz gut, was ich in dieser Zeit erlebte. Buchstäblich über Nacht, ungelogen, ging ich südlich des Äquators auseinander, weil irgendeine innere Umschichtung des Fetthaushalts in Gang kam. Seitdem habe ich zunehmend mit hartnäckigen Polstern zu kämpfen.

Seit meinen Teenagerjahren hatte ich mit der Tatsache zu kämpfen, dass ich nicht viel Anstrengung verkrafte. Sosehr ich auch meine Versuche mit Jazzballett und später die Pilates-Kurse genoss, es fiel mir unendlich schwer, mich über einen längeren Zeitraum richtig ins Zeug zu legen. Oft war ich nach kurzer Zeit erschöpft oder wurde nach längeren Übungsphasen von grippeartigen Anfällen heimgesucht. Ich versuchte, nicht weiter darauf zu achten, und erklärte es mir als einen weiteren Aspekt dieses unerklärlichen Mechanismus, der mich immer so müde machte – schließlich hörte ich ja von meinen Ärzten immer wieder, mir fehle eigentlich nichts. Bis ich dann einmal bei einer praktischen Ärztin war, die mich fragte, ob ich schon einmal auf das chronische Erschöpfungssyndrom hin untersucht worden sei. Mir war nicht einmal bekannt, dass es so etwas gibt, aber ich füllte pflichtschuldig einen umfangreichen Fragebogen aus, und ein halbes Jahr später sprach ich bei einem Spezialisten vor, der mich darüber aufklärte, dass ich am chronischen Erschöpfungssyndrom oder CFS *(chronic fatigue syndrome)* beziehungsweise myalgischer Enzephalomyelitis (ME) litt.

Das änderte so manches, weil ich jetzt eine Art Diagnose hatte, vor allem aber weil ich erfuhr, dass es für diesen Zustand noch keine Heilmethode gab. Es beunruhigte mich sehr. Hatte ich ein Leben der lähmenden Müdigkeit und endloser Schmerzen und Malaisen vor mir? Sicher, ich kannte den Zustand bereits viele Jahre und konnte von Glück sagen, dass er mich nicht ans Bett fesselte wie so viele andere, aber er wirkte sich doch ziemlich verheerend auf mein ganzes Alltagsleben aus. Immerhin, jetzt kannte ich meinen Herausforderer ein wenig, und so reifte in mir der Entschluss, mich nicht in das vorgezeichnete Schicksal zu fügen, mich nicht unterkriegen zu lassen. Ich begann selbst zu forschen, fand aber nicht viel Ermutigendes. CFS/ME gilt kurz gesagt als eine Entgleisung auf der Zellebene, die allerlei Ungemach nach sich zieht, in erster Linie lähmende Müdigkeit. Es geht darum, seine Lebensweise grundlegend so zu ändern, dass man funktionsfähig bleibt und, wenn schon nicht ganz, so doch wenigstens einigermaßen wieder auf die Beine kommt.

Zen Food mit den kleinen, aber dauerhaften Veränderungen erwies sich als die perfekte Lösung für mich. Ich konnte mein Übergewicht nicht wie andere abtrainieren, ohne mein CFS zu verschlimmern, und so musste ich es mit kleinen, täglich zu beachtenden Veränderungen meiner Ernährungs- und Bewegungsgewohnheiten schaffen. In der Kombination dieser Ansätze mit mentalen Veränderungen, das kann ich heute sagen, habe ich meinen Energiehaushalt deutlich verbessert, und auch die hartnäckigen Fettpolster sind so gut wie weggeschmolzen.

Wir glauben fest daran, dass wir beim Schreiben dieses Buches nicht nur unser eigenes Leben durch »kleine, aber dauerhafte Veränderungen« in andere Bahnen gelenkt haben, sondern wir sind auch auf vieles gestoßen, was für Menschen hilfreich sein könnte, die an massiv schwächenden Zuständen leiden. Dieses Buch wendet sich also nicht speziell an Patienten, bei denen etwa CFS/ME diagnostiziert wurde, aber es bietet alles, was auch in solchen Fällen deutliche Verbesserungen bewirken kann. Mit anderen Worten: Das ist, wie wir hoffen, ein zusätzlicher Bonus neben der Tatsache, dass der wunderbare Weg von Zen Food auf alle möglichen Bedürfnislagen der verschiedensten Menschen zugeschnitten werden kann.

EINLEITUNG

GRUNDLAGEN VON ZEN FOOD

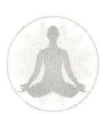

Was ist Zen Food?

Zen Food ist nicht das, was wir landläufig unter einer Diät verstehen. Sie bietet uns nämlich nicht nur eine spezielle Ernährungsweise, sondern auch eine Lebensform. Zen Food beruht auf einem Prinzip, das mit dem japanischen Wort »Kaizen« bezeichnet wird. Es bedeutet »Verbesserung« oder ganz wörtlich »kleine dauerhafte Veränderung zum Guten«. Dieses Prinzip stellt sicher, dass Sie nie wieder »auf« irgendeiner anderen Diät sein werden. Bei den Modeschlankheitskuren wie Kohlsuppen-, Atkins- oder Ahornsirupdiät besteht immer das Problem, dass sie uns nicht zu dauerhaft sinnvollen Ernährungsweisen anleiten. Sie stellen sogar Veränderungen dar, die höchst ungesund wären, würden wir sie auf lange Sicht beibehalten.

Wer solche Maßnahmen schon ausprobiert hat, der weiß, dass es sich dabei nicht um »Veränderungen zum Guten« handelt, sondern man mit Unterzuckerung, Stimmungslöchern, quälendem Hunger und störenden Auswirkungen auf die Verdauung und das Lebensmuster zu rechnen hat. Man starrt nur auf den

Anfangserfolg einer gewissen Gewichtsreduzierung, doch dann kehrt man irgendwann zu seinen früheren Ernährungsgewohnheiten zurück, aber die eigentlichen Ursachen, die überhaupt erst zu dem Gewichtsproblem geführt hatten, bleiben nach wie vor ungelöst.

Das ist bei Zen Food anders. Hier legen wir Wert auf kleine, aber eben dauerhaft sinnvolle Veränderungen, die ein Leben lang beibehalten werden können. Jede dieser Veränderungen stellt einen Schritt in einer begrüßenswerten Verhaltensentwicklung dar und bringt mehr Vitalität, Harmonie und Wohlbefinden mit sich. Es sind also keine dramatischen Umwälzungen erforderlich, sondern kleine Veränderungen zum Besseren. Stellen Sie sich vor, dass Sie nicht mehr von kurzatmigen Gewaltdiäten abhängig sind: Sie werden keine Neujahrs- und auch keine sonstigen Vorsätze mehr brechen und haben dafür dauerhaft und ohne extreme Maßnahmen eine »Bikini-« respektive »Badehosenfigur« und sind überhaupt in jeder Hinsicht fit. Wir haben die »Diät« Zen Food entwickelt und leben mit ihr, und wir können sagen, dass es keine Diät der Entbehrung oder des vollständigen Verzichts ist, es sei denn, Sie legten es darauf an. Schon diese Bezeichnungen sind übrigens zweischneidig. Wir müssen einfach umdenken, dann können »Entbehrung« und »Verzicht« auch etwas Gutes und Erstrebenswertes sein. Wenn wir nämlich kein Verlangen mehr nach Produkten, Lebensumständen oder Verhaltensweisen haben, die uns letztlich weder körperlich noch seelisch guttun, erleben wir einfach keine Entbehrung und keinen Verzicht mehr.

Auch unsere soziale Konditionierung – zum Beispiel das Statusdenken, auf das wir von unserem Umfeld getrimmt werden, und die damit verbundenen Ängste – lässt sich aus unserer Sicht mit Zen Food positiv beeinflussen. Wenn Sie sich die für Sie nützlichen Techniken und Ratschläge dieses Buchs aneignen, können Sie ein so selbstbewusster und starker Mensch werden, dass Sie auf den ganzen Medien-Hype und die Panikmache, die täglich auf uns losgelassen wird, gar nicht mehr einsteigen. Sie werden sich von den in der Glamour-Welt grassierenden Idealen des perfekten Körpers ebenso wie von der ablehnenden Haltung gegenüber dem Altern abwenden und sich begeistert Ihrem neuen Ich zuwenden.

Was ist Kaizen?

Zen Food ist die erste Diät, die auf der Basis von Kaizen und anderen spirituellen Prinzipien eine langfristige Lösung bietet. Der Begriff bezeichnet in Japan eine Lehre und Praxis, in der es um kontinuierliche Verbesserungen auf den Gebieten Herstellung, Technik, Betriebsführung und Management geht. Weltweit aktive Konzerne hatten damit großen Erfolg, sodass sich Kaizen immer mehr durchsetzte und schließlich ein Schlagwort des internationalen Wirtschaftslebens wurde.

Kaizen findet aber nicht nur in der Wirtschaft Anwendung, sondern kann im Alltag jedes Einzelnen umgesetzt werden – eben in Form kleiner, aber dauerhafter Veränderungen zum Besseren.

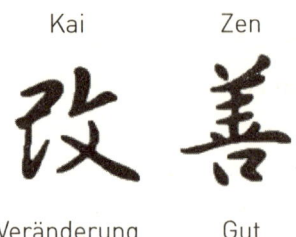

Kai   Zen

改 善

Veränderung   Gut

Die japanischen Schriftzeichen Kai und Zen

Aber was genau bezeichnet nun dieser Begriff, den wir mit »kleine Veränderungen zum Besseren« übersetzen? Er impliziert, dass wir kontinuierlich geringfügige Verbesserungen und Anpassungen vornehmen, was am Ende sehr viel bewirkt, weil überschaubare Modifizierungen nicht mit den Risiken und Nachteilen radikaler Umbrüche behaftet sind. Und große Umbrüche sind wirklich bedenklich. Sie können ins Auge gehen, sie sind schwierig durchzuführen, und die Veränderungen sind oft nicht aufrechtzuerhalten, einmal ganz abgesehen davon, dass wir von Natur aus eher mit Widerstand darauf reagieren. Kleine Veränderungen lösen dagegen keine Ängste aus und bergen keine großen Risiken. Sollte etwas schiefgehen, kann man die Veränderung einfach rückgängig machen. Außerdem gelingen kleine Veränderungen eher. Sie erschüttern uns nicht, sie sind sehr motivierend, sobald wir erste Verbesserungen bemerken, und sie machen uns Mut, das Gesamtbild im Blick zu behalten.

Um kleine Veränderungen vornehmen zu können, muss man lernen zu verstehen, was im Gesamten vorgeht. Kaizen ist eine Philosophie des mühelosen Wandels. Kleine, aber tragbare Veränderungen, die der Lösung von Problemen dienen, bewirken in der Regel weitaus mehr, als man in sie investiert hat. Aber woher kommt Kaizen?

Trotz des japanischen Namens stammt Kaizen in Wirklichkeit aus den USA. Während des Zweiten Weltkriegs hatten die amerikanischen Produzenten große Probleme, die Nachfrage zu befriedigen, sodass die Regierung industrielle Schulungsprogramme einführte. Diese Kurse enthielten einen Abschnitt »Kontinuierliche Verbesserung«, und der erwies sich als die Keimzelle dessen, was wir heute »Kaizen« nennen.

Die Amerikaner stellten fest, dass diese Politik der stetigen kleinen Anpassung das wirksamste Instrument überhaupt war. Die Japaner übernahmen das Prinzip nach dem Krieg mit großer Begeisterung, und wie sich zeigte, entsprach es sehr genau ihrem Temperament. Außerdem hätte das Land durch große Umbrüche nichts zu gewinnen gehabt und verfügte auch nicht über die Mittel dazu.

Kaizen funktioniert so gut, weil kleine Veränderungen keine Angstreaktionen auslösen, weder bei einzelnen Menschen noch in der Gemeinschaft. Wenn wir ein bestimmtes Ziel verfolgen und den Weg in kleine Schritte teilen, kommen wir leichter und besser voran, als wenn wir zu großen Sprüngen ansetzen. Geht uns etwas leicht von der Hand, lassen wir uns auch gern Zeit dafür, dass sich eine Veränderung etablieren kann, bevor wir zum nächsten Schritt übergehen.

Kaizen ist ein müheloser Weg der Verhaltensänderung, weil die Schritte wirklich sehr klein sind und es daher keine Probleme bereitet, eine geplante Veränderung beizubehalten. Kaizen-Schritte bringen unser Leben nicht durcheinander und stellen auch große Organisationen nicht vor ernsthafte Probleme. Wir nutzen die Macht der Gewohnheit zu unserem Vorteil, anstatt große Willensanstrengungen zu unternehmen. Die Veränderungen sind geringfügig, aber dauerhaft tragbar.

In diesem Buch nutzen wir die Kaizen-Prinzipien zum Abbau von Übergewicht und zur Verbesserung unserer Gesundheit. Mit Zen Food sollen Probleme nachhaltig gelöst werden. Viele kleine Veränderungen addieren sich mit der Zeit, bis sie schließlich eine neue, bessere Lebens- und Ernährungsweise bilden – und Sie ein ganz neues Leben, aber vor allem ein optimales Gewicht haben.

Andere Diäten scheitern am kurzfristigen Denken. Sie sind auf drastische Veränderungen ausgelegt, die einfach nicht durchzuhalten und oft auch noch ungesund sind. Wer würde schon für den Rest seines Daseins nur noch von Eiweiß leben oder dreimal am Tag Kohlsuppe löffeln wollen?

Diese Diät nimmt Veränderungen vor, bei denen Sie auch problemlos bleiben können. Hier wird nichts Ungesundes oder Unausgewogenes von Ihnen verlangt. Denn keine Diät, finde ich, sollte etwas Ungesundes oder Unausgewogenes fordern, auch nicht vorübergehend. Ernährungsänderungen müssen grundsätzlich und von vornherein gesund sein. Solche förderlichen Modifizierungen sollten Ihnen Tag für Tag Freude bereiten, sogar Vorfreude auf etwas, was Sie genießen und bei dem Sie, was noch wichtiger ist, ein gutes Gefühl haben werden.

Während Sie also sukzessive kleine Veränderungen fest in Ihren Alltag integrieren, stellen Sie sich vor, wie viel Freude Sie an einem besseren Leben, an mehr Gesundheit und Energie haben werden. Sie können Ihr *ganzes* Dasein im Blick haben und die vielen Wohltaten einer gesunden Lebensweise genießen. Hier geht es um Langfristigkeit, und deshalb überstürzen Sie nichts, sondern haben schon am Weg selbst Ihre Freude.

Niemand würde wohl ernsthaft eine großspurige Gesamtlösung wählen, die nur vorübergehend etwas brächte. Wenn Sie einen Fernseher kaufen wollten, würden Sie sich doch sicher auch nicht für einen riesigen Flachbildschirm entscheiden, wenn Sie wüssten, dass er eine Betriebsdauer von nur vier Tagen hätte. Weshalb lassen sich die Leute dann immer wieder auf Diäten ein, die auf die Schnelle etwas zu bringen scheinen, doch dann bald wieder zu den alten Zuständen zurückführen oder sie in aller Regel sogar noch verschlimmern?

Echte Veränderungen

Für viele Menschen ist das Abnehmen eine chaotische Angelegenheit. Sobald sie ein paar Fortschritte erkennen, lässt irgendetwas ihre Strategie ins Wanken geraten, alte Gewohnheiten schleichen sich wieder ein, und bald landen sie wie gesagt wieder genau da, wo sie vor der Diät waren. Es kann schon ziemlich entmutigend sein, wenn alles, was man sich aufgebaut hat, wieder umgestoßen wird. Sollte man da nicht lieber nach Wegen suchen, mühelos bleibende Fortschritte zu erzielen, wie sie Zen Food vermittelt?

Das Fett »aushungern«

Jeden Tag ein wenig schlanker aufwachen, das wäre doch sicher sehr motivierend! Bei Zen Food verbindet sich uralte spirituelle Weisheit mit den neuesten wissenschaftlichen Erkenntnissen auf dem Gebiet der Fettreduzierung. Es dürfte die erste Diät sein, die im Einklang mit der natürlichen Fettverbrennung in Ihrem Körper feine Anpassungen bei Ihrer Nahrungsaufnahme vornimmt und damit erreicht, dass Sie einerseits gut ernährt sind und andererseits Ihre Fettdepots unter Verbrennungsdruck gesetzt werden. Sie kombiniert Ernährungsumstellungen, Nahrungsergänzungen und sonstige Maßnahmen, die nachweislich die Zahl der Fettzellen im Körper reduzieren – und das ganz ohne Kalorienzählerei.

Die Gesundheit »füttern«

Die hier angestrebten Veränderungen wirken derart zusammen, dass sie einander ergänzen und verstärken und so nicht nur Ihre Gesundheit, Ihre Lebensweise und Ihre geistige Haltung positiv beeinflussen, sondern auch Ihr Bild von sich selbst und Ihre Beziehung zur Nahrungsaufnahme. Wir »hungern« unsere Fettdepots »aus« und »füttern« unsere Gesundheit, und das macht die Gewichtsreduzierung und die Veränderung unseres Essverhaltens nicht nur dauerhaft, sondern auch gesund.

Worin ist Zen Food anderen Diäten überlegen?

Es ist nicht einfach eine Abmagerungskur wie jede andere, sondern eine Lebensform. Aufgrund der kleinen, aber dauerhaften Veränderungen bleibt der für die üblichen Diäten typische »Jo-Jo-Effekt« aus, und außerdem sind die Umgestaltungen klarer als bei anderen Maßnahmen zur Gewichtsreduktion auf *Sie persönlich* zugeschnitten, also individuell auf Ihren Körper und Ihren Tagesablauf. Sie werden deshalb langsam, aber stetig abnehmen, und mit Ihrer Gesundheit wird es gleichzeitig stetig aufwärtsgehen. So sorgen Sie in jedem Alter und *auf Dauer* optimal für Ihren Körper. Sie entwickeln konstruktive Gewohnheiten, die Ihnen ein Leben lang erhalten bleiben, und schaffen sich auf diese Weise nicht nur Ihren Wunschkörper, sondern halten sich geistig und körperlich in Bestform. Aber es geht hier nicht um *irgendwelche* Veränderungen, sondern um solche, die nachweislich die besten Ergebnisse bei geringstem Aufwand erbringen.

Wie funktioniert das?

Sie werden dieses Buch sicherlich immer wieder zur Hand nehmen und jedes Mal auf etwas stoßen, womit Sie Ihre Ernährungsweise noch weiter verbessern können.

Und so geht es: Lesen Sie einfach, bis Sie auf irgendeine *geringfügige* Anpassung Ihres Ess- und Trinkverhaltens stoßen, die Sie anspricht. Die Veränderung sollte so überschaubar und simpel sein, dass sie Ihnen fast albern erscheint. Wenn sie nicht so minimal ist, dass Sie schmunzeln müssen, denken Sie noch in zu großem Maßstab.

Sie könnten beispielsweise erwägen, auf sämtliche Süßgetränke mit allzu vielen Kalorien zu verzichten. Aber das ist vielleicht nicht geringfügig genug. Wie wäre es also mit der Idee, *eine* zuckerhaltige Limonade am Tag weniger zu trinken als üblich? Das mag Ihnen als allzu kleine Veränderung erscheinen, aber wenn Sie regelmäßig nur eine Limo oder Cola pro Tag weglassen, hätte das bereits erhebliche Auswirkungen.

Nehmen wir für etwa 0,33 Liter Cola ungefähr 140 Kilokalorien (kcal) an, das sind 586 Kilojoule (kJ). Wenn Sie jeden Tag eine trinken, haben wir aufs Jahr gerechnet 365-mal 140, also 51 100 kcal (213 945 kJ). Anders betrachtet: Sobald Sie eine Cola oder Limo am Tag weniger trinken als üblich, sparen Sie übers Jahr gesehen ebendiese 51 100 kcal ein. Wenn Sie das schon als beachtliche Zahl empfinden, dann warten Sie erst einmal ab, wie sie sich umrechnet! 1 Pfund Körperfett hat nämlich einen Brennwert von ungefähr 3600 kcal (15 072 kJ). Das bedeutet, dass Sie innerhalb eines Jahres etwa 7 Kilo Körperfett verlieren, wenn Sie nur ein Süßgetränk pro Tag weglassen. Ist das nicht allerhand?

So, und das nehmen Sie sich jetzt als Herausforderung. Lassen Sie eine Cola oder Limo pro Tag aus und bleiben Sie dabei, bis diese Veränderung zur Gewohnheit geworden ist. So könnten Sie 7 Kilo im Jahr loswerden – kleine Ursache, große Wirkung!

Es klingt zu schön, um wahr zu sein, oder? Aber es funktioniert verblüffend prompt und nachhaltig. Nach dieser Methode der kleinen Anpassungen können Sie an Ihrem Körper und in Ihrem ganzen Leben wahre Wunder wirken – und es ist kinderleicht!

Wie Sie grundsätzlich vorgehen können

Es ist ganz einfach – Sie können einfach weiterlesen und sich aussuchen, was für Ihr Leben und Ihre Zielsetzungen relevant ist. Jedes der vier Kapitel besteht aus zahlreichen Teilen, in denen Sie etwas darüber erfahren, wie Sie vorgehen können, um in Ihrem Alltag *kleine, aber dauerhafte* Veränderungen einzuführen, die Ihnen nicht nur zum gesunden Abnehmen, sondern zu einem lebenslang stabilen Gewicht verhelfen.

Wenn Sie konkrete und genau Abläufe brauchen, können Sie sich an den Wochenplänen und Rezepten am Ende des Buches orientieren oder sie abwandeln, um selbst herauszufinden, was bei Ihnen am besten funktioniert. In jedem Wochenplan finden Sie Anregungen zu Abwandlungen Ihrer Lebens- und Ernährungsgewohnheiten, über die Sie vorher bereits etwas in den einzelnen Kapiteln gelesen haben. Nicht alle Vorschläge werden Sie passend finden, nehmen Sie also immer das, was für Sie auch wirklich machbar ist, schließlich streben wir ja dauerhafte Veränderungen an, die wir nicht nach einer Woche schon wieder aufgeben wollen.

Führen Sie eine Art Tagebuch, in dem Sie Ihre Fortschritte dokumentieren. Vielleicht werfen Sie auch schon mal einen Blick auf meine im Anhang vorgeschlagenen Veränderungspläne. Da ist einerseits eine für alle Zwecke geeignete Zusammenstellung möglicher Anpassungen genannt, andererseits werden hier Vorgehensweisen für unterschiedliche Geschmäcker und Lebensformen beschrieben, auch für Menschen, die keinen Sport treiben können.

KAPITEL 1

UMDENKEN

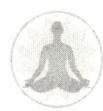

Bei herkömmlichen Diäten wird vielfach übersehen, dass man zur effizienten Gewichtsreduzierung nicht einfach nur eine bestimmte Einstellung ändern, sondern womöglich mit schlechten Ess- und Denkgewohnheiten aufräumen muss, die sich bereits seit Jahren eingeschliffen haben. Von Kindesbeinen an haben wir nämlich von den Menschen in unserer unmittelbaren Umgebung Vorlieben und Gewohnheiten in Zusammenhang mit dem Essen übernommen. Vielleicht haben die Mahlzeiten in Ihrer Familie eine große Rolle gespielt – im positiven Sinne als entspanntes und fröhliches Zusammensein oder auch als eher bedrückende Erfahrung, etwa wenn die Mahlzeiten nur sehr unregelmäßig stattfanden und es nicht schmeckte oder wenn die Eltern Ihnen im Hinblick auf die Ernährung das Leben schwer machten und ständig etwas an Ihrem Essverhalten auszusetzen hatten. All das kann sich spürbar im späteren Leben auswirken. Wenn wir ein bewusstes Verhältnis zu unserer Ernährung und unserer Gesundheit entwickelt haben, sind wir eher zu notwendigen Veränderungen bereit. Wenn wir aber zum Beispiel schon von klein auf jederzeit essen konnten, was immer wir wollten, wird sich auch das sicher in den Gewohnheiten niederschlagen, die wir als Erwachsene haben.

In diesem Kapitel sprechen wir über die wichtigsten Aspekte des Umdenkens, die erforderlich sind, um abzunehmen, nützliche Gewohnheiten anzunehmen und uns zu körperlicher und geistiger Gesundheit hin zu entwickeln. Sie werden mit wirksamen mentalen Taktiken vertraut werden, durch die Sie eine gesündere Beziehung zur Ernährung bekommen können. Das sind Werkzeuge für Fitness und Gesundheit und für den Aufbau geistiger Kräfte, mit denen Sie sich buchstäblich »schlank denken« können.

TAUSCHE »FUTTERKICK« GEGEN »GESUNDHEITSKICK«

Dass man »den Futterkick durch den Gesundheitskick ersetzen« sollte, ist aus meiner Sicht die wichtigste Entdeckung auf meinem langen Weg des Abnehmens. Wie gesagt esse ich schrecklich gern. Nach der Arbeit hatte ich mich immer auf ein Curry oder chinesisches Gericht zum Mitnehmen gefreut. Ich schmachtete förmlich nach Junkfood und geschmacksintensiven Kalorienbomben. Wenn ich mit anderen im Restaurant saß und bewusst etwas Gesundes wählte, fühlte ich mich einfach unwohl bei Salat mit Lachs und schielte neidisch auf die dicken Burger mit Pommes frites. Ging das Bauchfett zwischendurch mal ein wenig zurück, musste das mit üppigen Gerichten gefeiert werden, sodass schnell wieder alles beim Alten war. Letztlich gelang es mir nicht, eine dauerhafte Veränderung herbeizuführen, weil ich einfach keine Freude dabei empfand. Das gilt es festzuhalten, denn es zeigt auf, worin das Problem bei der Veränderung von Gewohnheiten letztlich liegt: Wir bleiben nur bei den Veränderungen, bei denen wir eine Befriedigung empfinden. Und das ist nicht einfach eine Vermutung, sondern unser Gehirn ist tatsächlich so verschaltet, dass seine Gewohnheitsbildung von erhaltenen oder ausbleibenden Belohnungen abhängt.

Bleibt die Frage, weshalb mich gesundes Essen nicht zufriedenstellte.

Ich stellte diese Frage meinem Vater und bekam eine verblüffende Antwort. Aus seinen Untersuchungen war nämlich hervorgegangen, dass Übergewichtige, wenn man sie zu kalorienarmer und ballaststoffreicher Ernährung auffordert, mit Sätzen antworten wie »Ich bin doch kein Kaninchen.« oder »So etwas esse ich nicht.« Er hatte herausgefunden, dass unser Genuss an fett- und kohlehydratreichen Nahrungsmitteln chemische, aber auch emotionale Hintergründe hat. Die im Gehirn freigesetzten lusterzeugenden Stoffe und das von plötzlicher Zuckerflut ausgelöste High werden bei diesen Menschen zum eigentlichen Grund der Nahrungsaufnahme. Ein Übergewichtiger ist demnach einfach esssüchtig: Er isst nicht mehr, um sich zu ernähren und gesund zu erhalten, sondern aus reinem Spaß am Futtern und am damit verbundenen High.

Genau das war die Welt, in der ich lebte. Kein Wunder, dass ich übergewichtig war, und zwar mit steigender Tendenz. Ich fühlte mich erst satt und zufrieden, wenn ich mich so voll geschlagen hatte, dass meine Speckröllchen immer weiter wachsen konnten.

Das war eine dumme Situation und leider so buchstäblich eingefleischt, dass ich das Essen überhaupt nur auf diese Art genießen konnte und es mir einfach nicht gelang, Disziplin walten zu lassen. Also fing ich an, mich mehr zu bewegen, in dem Glauben, dass ich mir damit dann »anständige« Mahlzeiten gönnen konnte.

Irgendwie musste ich einen Ersatz für das künstliche High finden, das ich bisher durch üppiges Essen erzeugte. Ich versuchte, mir beim Verspeisen von gesunden Alternativen meinen Wunschkörper vorzustellen, doch das half nicht viel. Aber zufällig stieß ich dabei auf die Lösung.

Mir fiel nämlich auf, dass es mir *doch* mächtig Spaß machte, Sachen zu essen, die erfahrungsgemäß gut für die Gesundheit sind. Wenn ich mir am Morgen Beeren ins Müsli mischte, gab mir der Gedanke Auftrieb, dass Beeren antioxidativ wirkende Inhaltsstoffe haben, sogenannte Radikalenfänger, die den Alterungsprozess der Zellen verlangsamen; und Hafer wirkt nachweislich beruhigend und regenerierend auf die Nerven.

In dem Moment wurde mir klar, dass ich diesen Weg wirklich gehen würde und meinem ganzen Wertegefüge, was die Nahrungsaufnahme anging, eine komplette Neuorientierung bevorstand. Wenn ich die Lustkomponente vom Essen selbst auf den Gesundheitsaspekt verlagerte, würde ich vom Futter- zum Gesundheitsfreak werden können. Ich habe diese Entscheidung bis heute nicht bereut. Mittlerweile bin ich bei jeder Mahlzeit darauf bedacht, etwas wirklich Gesundheitsförderliches zu mir zu nehmen. Es ist ein ganz wunderbares Gefühl, meinem Körper nur das Allergesündeste zuzuführen und dabei zu wissen, wie zuträglich und sogar heilsam das ist. Sicher, man kann mir vorhalten, dass ich übertreibe und allzu selbstbezogen und selbstgefällig bin, aber ich finde das weitaus weniger zügellos, als Junkfood mit einem Brennwert von 4000 kcal (16 747 kJ) am Tag zu vertilgen. Und mir scheint auch die Auswirkung dieses Verhaltens auf mein gesamtes Umfeld alles in allem viel günstiger zu sein.

Wenn Sie solch eine Entscheidung erst einmal getroffen haben, werden Sie deutliche körperliche Reaktionen bemerken. Mir war nicht aufgefallen, dass ich meinen Körper viele Jahre hatte trainieren müssen, bis er überhaupt fähig war, derart hochkalorische und fettreiche Nahrung zu vertragen. Wenn Sie ein paar Monate lang der Gesundheit zuträgliche Lebensmittel zu sich genommen haben, werden Sie erleben, dass Ihr Körper sich wieder daran gewöhnt hat und alles Ungesunde von sich aus abzulehnen beginnt. Vor ein paar Wochen wollte ich mir zum Beispiel wieder einmal Fish and Chips gönnen, aber von den fetttriefenden Pommes frites wurde mir schlicht übel. Heute erscheint es mir überhaupt nicht mehr attraktiv, geschweige denn natürlich, so etwas zu essen. In der Natur kommt derart kalorienreiche »Nahrung« nämlich gar nicht vor!

Wenn Sie also nach der Lektüre dieses Buches nur eine einzige Veränderung vornehmen möchten, empfehle ich Ihnen diese: Versuchen Sie, Freude am Gesundheitswert Ihrer Nahrungs- und Nahrungsergänzungsmittel zu finden. Wenn das zur Gewohnheit wird, ist das auf mehreren Ebenen von großem Vorteil. So haben wissenschaftliche Studien ergeben, dass der Glaube an den gesundheitlichen Wert unserer Nahrung eine Art Placeboeffekt erzeugt. Mit anderen Worten fördert es tatsächlich Ihre Gesundheit, wenn Sie sich vor Augen führen, dass Sie gesunde Nahrungsmittel zu sich nehmen. Bei einer australischen Studie sollten sich die Teilnehmer beim Verzehr gesunder Speisen auf den Gedanken konzentrieren, dass sie abnehmen würden. Es zeigte sich, dass ihr Körper tatsächlich weniger Fett einlagerte als bei Leuten, die sich ohne diesen Gedanken einfach gesund ernährten. Das funktioniert auch bei der körperlichen Bewegung. Wenn Sie sich also auf den Gesundheitswert Ihrer Nahrung konzentrieren, hat das messbare Vorteile. Außerdem werden Sie mit der Zeit so viel Genuss an dieser Ernährung finden wie früher am Kaloriengehalt Ihrer bisher bevorzugten Lebensmittel. Ihr Gehirn lernt, wie gut das tut, und dies unterstützt Sie in Ihrem Vorhaben, bei der neu gebildeten Gewohnheit zu bleiben.

Die Aufgabe lautet also: »Lass die Nahrung deine Medizin sein und Medizin deine Nahrung.« Dieses altbewährte, dem Hippokrates zugeschriebene Prinzip der Naturheilkunde bringt es auf den Punkt. Fangen Sie also damit an, bei Ihren Mahlzeiten vor allem den gesundheitlichen Wert der Speisen zu genießen, nicht in erster Linie den Geschmack beziehungsweise die Gaumenfreude. Das mag zunächst ein wenig beschwerlich erscheinen, aber Sie werden staunen, wie schnell Sie Fortschritte machen, wenn Sie ganz klein anfangen. So lautet Ihr erster »Auftrag« also:

Sehen Sie zu, dass Sie jeden Tag etwas Gesundes zu sich nehmen. Bemühen Sie sich bewusst, es zu genießen, und halten Sie sich dabei vor Augen, wie gut es Ihrem Körper tut.

Dabei ändern Sie jedes Mal ein wenig die Art, wie Ihr Gehirn arbeitet. Es geht darum, es durch Wiederholung wirksam umzuprogrammieren.

NEUE GEWOHNHEITEN
AUFBAUEN

Schlechte Gewohnheiten scheinen wir eher anzunehmen als gute, aber Sie müssen nur Ihre Ziele kennen und beharrlich kleine Schritte in ihre Richtung tun. Ich werde Ihnen im weiteren Verlauf des Buches immer wieder bewährte Vorgehensweisen zeigen, wie man konstruktive Gewohnheiten aufbaut und kontraproduktive durchbricht.

Die Gewohnheitsbildung *(habit formation)* ist überhaupt ein interessanter Gegenstand psychologischer Forschung, und auf dem Gebiet der Verhaltenstherapie wurde einiges geleistet, wonach sich bestimmen lässt, weshalb wir manche Gewohnheiten schwer loswerden, während andere ohne große Mühe von uns abfallen. Sicher haben Sie schon von den sogenannten pawlowschen Hunden gehört, die auf ein Glockenzeichen hin gefüttert wurden. Nach einigen Monaten der Gewöhnung löste bereits das bloße Glockenzeichen bei diesen Hunden die Speichelbildung aus, auch wenn sie noch gar kein Futter bekamen (bedingter Reflex).

Der Schriftsteller Samuel Johnson beklagte schon im 18. Jahrhundert: »Die Ketten der Gewohnheit sind zu leicht, als dass man sie bemerken könnte, bis sie zu schwer sind, als dass man sie sprengen könnte.« Schlechte Angewohnheiten kann man dennoch ablegen und sich bessere aneignen, aber wie schwer ist das eigentlich?

In jüngeren Jahren habe ich einmal gehört, eine Gewohnheit könne sich in sieben Tagen bilden, aber man brauche 21 Tage, um sie wieder abzubauen. Trifft das zu? In den Sechzigerjahren gab es einen populärwissenschaftlichen Bestseller mit dem Titel

Erfolg kommt nicht von ungefähr: Psychokybernetik,[1] verfasst von dem plastischen Chirurgen Maxwell Maltz. Nach seinen Beobachtungen benötigten Amputierte durchschnittlich 21 Tage, um sich auf den Verlust von Gliedmaßen einzustellen; und er schloss daraus irrtümlich, das gelte für alle großen Veränderungen und die Ausbildung neuer Gewohnheiten.

Inzwischen haben verschiedene andere Forschungsansätze ergeben, dass es 21 bis 245 Tage dauert, um sich von alten Gewohnheiten zu lösen, weshalb ich annehme, dass hier sehr viele verschiedene Faktoren eine Rolle spielen können, etwa die Art der Gewohnheit, die man ablegen oder neu ausbilden möchte, und ihre Intensität. Eine am University College London durchgeführte Studie unter der Leitung der Psychologin Phillippa Lally bestätigt, dass Gewohnheitsbildung nicht allein vom Einzelnen selbst abhängt, sondern auch von der Art der angestrebten neuen Gewohnheit. Weiterhin ist der Zeitrahmen von Bedeutung, den man setzt, um sicherzustellen, dass das neue Verhalten automatisiert wird. (Phillippa Lally ist spezialisiert auf die Gewohnheitsbildung, vor allem im Bereich der Diäten zum Zweck des Abnehmens.) Hier zeigte sich auch, dass kleine Ausrutscher die Ausbildung der neuen Gewohnheit nicht verhindern. Der alte Glaube, man müsse nach einer Unterbrechung von vorn anfangen oder habe große Mühe, den eingeschlagenen Weg fortzusetzen, hat sich also als Irrglaube erwiesen.[2]

Ein weiterer Sachkenner auf diesem Gebiet ist der Psychologe Ian Newby-Clark. Veränderungen, sagt er, sind zwar schwierig (und oft gibt es ja triftige Gründe für eine Gewohn-

---

1 Maxwell Maltz: *Erfolg kommt nicht von ungefähr: Psychokybernetik*, Econ, Düsseldorf und Wien 1962.
2 Vgl. www.ucl.ac.uk/hbrc/diet/lallyp.html.

heit, sei sie gut oder schlecht), aber es komme beim Aufbau neuer oder beim Durchbrechen alter Gewohnheiten vor allem auf Wiederholung und Beharrlichkeit an. Er schreibt dazu ein sehr anregendes Blog, in dem auch manche der Stolperfallen auf diesem Weg beschrieben sind.[3]

Kurz, so schwierig Änderungen der Gewohnheiten auch sein mögen, unmöglich sind sie keineswegs, und außerdem verfügen wir über ein paar bekannte und bewährte Verfahren, mit denen wir dafür sorgen können, dass unsere Veränderungen auf dem Weg leicht sind und Spaß machen. Wir sprechen nicht von großen Umbrüchen, die würden uns doch nur entmutigen und zu nichts führen. Wir reden von nichts Schwierigerem, als allmählich ein wenig mehr Obst am Tag zu essen oder den mächtigen Frappuccino einmal die Woche durch grünen Tee zu ersetzen. Solche Veränderungen bemerken Sie kaum, aber sie wachsen wie von selbst zu einer stattlichen Anzahl heran. Bald haben Sie dann Ihr Ideal von »5 am Tag« erreicht (gemeint sind fünf Portionen Obst oder Gemüse täglich) und können das Geld für Ihren mit Sahne, Schokolade und Ähnlichem zur Kalorienbombe aufgemotzten Kaffee stattdessen lieber für etwas verwenden, was Ihnen viel mehr Vergnügen bereitet.

Was also kann uns beim Aufbau neuer oder beim Ablegen alter Gewohnheiten helfen? Nun, im Wesentlichen sind das wenige einfache Regeln:

- *Nehmen Sie sich eine Gewohnheit nach der anderen vor:* Mit diesem Buch möchten wir Sie zu vielen kleinen, aber dauerhaf-

---

3 Vgl. www.psychologytoday.com/blog/creatures-habit.

ten Veränderungen animieren, und sie sind in aller Regel so bemessen, dass dabei keine Klimmzüge erforderlich sind. Es wird nicht erwartet, dass Sie innerhalb einer Woche alles umkrempeln, aber jeder Wochenplan fordert Sie zu kleinen und einfachen Veränderungen auf. Einige dieser Umgestaltungen sind jedoch zwangsläufig mit echten Gewohnheitsänderungen verbunden, und hier ist es wichtig, dass Sie sich nie zwei oder mehr davon gleichzeitig vornehmen, sondern immer nur eine.

- *Wählen Sie eine der Gewohnheiten aus:* Ein chinesisches Sprichwort besagt: »Der Mann, der zwei Hasen verfolgt, fängt keinen.«
- *Wiederholung:* Das ist ganz entscheidend für jegliche Art von Habitualisierung – einfach das einmal Begonnene immer wieder tun, dann sieht man auch bald Ergebnisse. Eine bestehende Gewohnheit, ob gut oder schlecht, ist ja auch etwas, was wir *immer wieder* tun, und nach dieser Methode werden Gewohnheiten angenommen oder abgebaut. Die Leute stöhnen oft und sagen, schlechte Angewohnheiten seien so viel schwerer loszuwerden, und das trifft häufig zu, schließlich haben wir sie uns im Laufe von Jahren, wenn nicht Jahrzehnten angeeignet. Aber eine gute Gewohnheit, die an die Stelle der alten treten soll, wächst nach demselben Muster. Sagen Sie sich also: »Wiederholung ist die Mutter allen Lernens.«
- *Dranbleiben:* Calvin Coolidge (1872–1933), der dreißigste Präsident der Vereinigten Staaten, hat einmal gesagt: »Nichts auf der Welt geht über Beharrlichkeit … Zielstrebigkeit und Ausdauer allein verbürgen den Erfolg.« Dem stimme ich unbedingt zu. Erfolg haben wir nur, wenn wir konsequent an einer Sache dranbleiben. Dabei wird es sicher noch hie und da

Ausrutscher geben, aber wenn Sie sich danach aufraffen, den Staub abklopfen und einfach weitergehen, werden Sie irgendwann Ihr Ziel erreichen. Bauschen Sie die kleinen Patzer einfach nicht auf. Die Fehler selbst sind weit weniger wichtig als Ihr Umgang damit. Sie können sich tagelang selbst fertigmachen, weil Sie doch wieder »gestrauchelt« sind, oder Sie zucken die Schultern und sagen: »Schön, dann war ich gestern also nicht so gut, aber heute schaffe ich es wieder.«

- *Tauschen Sie sich mit anderen aus:* Erzählen Sie Ihren Freunden davon, Ihrer Familie, schreiben Sie es ruhig in großen Lettern auf und hängen Sie das Blatt gut sichtbar an die Wand. Wenn Sie sich in dem, was Sie da anstreben, anderen mitteilen, kann das eine große Hilfe sein – sie können Ihre Verbündeten, Ihre Cheerleader, Ihr Assistenzteam sein. Aber machen Sie sich auch klar, dass Änderungen in den Gewohnheiten nicht immer von allen gern gesehen werden. Ihre Freunde und Angehörigen kennen Sie ganz gut, schließlich sind ja manche sogar mit Ihnen aufgewachsen. Wenn Sie also plötzlich verkünden, dass Sie abnehmen werden, kann es schon sein, dass ein paar ironische oder spöttische Bemerkungen fallen, zum Beispiel darüber, dass man ja schon oft gesehen hat, was daraus wird. Wenn das passiert, nehmen Sie es einfach als Ansporn. Wirklich, Sie *können* es schaffen. Mit etwas Rückhalt und Ihrer eigenen Motivation und Beharrlichkeit werden Sie zum Herrn Ihres eigenen Schicksals. Ist das nicht eine aufregende Sache?

- *Halten Sie sich an einen Plan:* Wie schön, dass Sie nun Zen Food kennenlernen. Jetzt gilt es die Vorschläge nur noch durchzuführen.

ANMERKUNGEN ZUM THEMA »ZUFRIEDENHEIT«

Unsere Gesellschaft scheint noch nie unzufriedener gewesen zu sein als heute. Wir sind allesamt rastlos, ob wir nun die Medien, unsere Erziehung oder die allgemeine Lage dafür verantwortlich machen. Ständig wird uns irgendwie suggeriert, wir *bräuchten* (nicht wir *wollten*) mehr, wir müssten unbedingt reich oder berühmt sein und die neuesten Apparätchen und Kinkerlitzchen besitzen. Sie kennen doch sicher nur wenige Leute, die nicht wenigstens ein Handy haben. Ich kenne ein paar, die nicht eins, sondern mehrere besitzen, natürlich auch Smartphone, Tablet und PC mit allem Drum und Dran, was man so braucht, damit alles optimal funktioniert. Diese Leute sind rund um die Uhr mit dem Internet verbunden, und wie oft checken sie den E-Mail-Eingang oder ihre Facebook- und Twitter-Accounts oder surfen einfach nur so herum? Bei ihnen geht gar nichts mehr, wenn sie nicht irgendwie mit anderen vernetzt sind, sei die Verbindung auch noch so abstrakt. Manche haben 5000 »Freunde« in den »sozialen Medien«, und das wirklich Absonderliche daran ist, dass sie sehr viele von denen tatsächlich als Freunde betrachten. Schlimmer ist allerdings, dass sie im realen Leben kaum Freunde haben und eigentlich nicht mehr in der Lage sind, direkte Gespräche von Mensch zu Mensch zu führen. Im Internet können wir uns darstellen, wie wir wollen, da müssen wir uns nicht zeigen, wie wir wirklich sind, und wir brauchen anders als im direkten Gespräch nichts über uns preiszugeben. Ich finde, das ist ein ziemlich trauriger Zustand, wobei natürlich einzuräumen bleibt, dass das Internet für manche Menschen, die sonst isoliert wären, eine wertvolle Verbindung zur Außenwelt darstellt. Das betrifft vor allem solche, die bettlägerig oder aus anderen Gründen nicht mobil sind und für die das Internet mit seinen Kommunikationsmöglichkeiten ein wichtiges Stück Lebensqualität sein kann. Es ist ebenfalls wunderbar, mit unseren Lieben in der Ferne kommunizieren und sie dabei sogar sehen zu können.

Es würde unserer Gesellschaft sicher nicht schaden, wenn wir ein wenig Zufriedenheit übten – um das Leben umso mehr zu genießen.

Aber was hat das mit dem Abnehmen und mit Zen Food zu tun? Alles hängt mit allem zusammen – und bei Zen Food geht es wie gesagt nicht nur um die Nahrungsaufnahme: Die »Diät« erstreckt sich auch auf andere Lebensbereiche, auf die Ausbildung neuer Gewohnheiten, die dann wiederum den Diätzielen im engeren Sinne dienen. Sie können kaum schlank und gesund werden, ohne sich auch den übrigen Bereichen Ihres Daseins zu widmen. Es hat ja seine Gründe, warum Sie sich in einer bestimmten Weise ernähren, und die können auf einem ganz anderen Terrain gediehen sein, etwa durch eine grundsätzliche Unzufriedenheit in einem oder mehreren Aspekten Ihres Lebens.

Es gibt, darauf werde ich noch näher eingehen, unzählige Gründe für unser Essverhalten, und manche reichen sehr tief. Wenn wir an solchen Gewohnheiten etwas ändern möchten, kann das so schwierig erscheinen, dass wir meinen, es sei zu viel verlangt. Aber wir haben auch hier die Wahl, und es ist tatsächlich so simpel: Es liegt in unserem Ermessen, ob wir etwas verändern wollen oder nicht. Die Entscheidung selbst ist einfach, aber ihre Umsetzung kann eine echte Herausforderung bedeuten, und daran scheitern viele. Manchmal werden wir allzu behäbig und reden uns ein, wir seien »nun einmal« so, wie wir sind, und daran könne man nichts ändern. Aber wenn man sich einmal umschaut, sieht man doch viele Menschen, die geradezu wunderbare Veränderungen bewirken, und das mit oft ganz einfachen Mitteln.

Nichts ist unmöglich, solange wir es nicht dafür halten, aber natürlich kostet es Mut, Veränderungen in Angriff zu nehmen. Wir hoffen, Ihnen mit diesem Buch Mut zu dem Glauben zu machen, dass Sie Ihr Leben zum Besseren wenden können – und das Gute daran ist, dass die Veränderungen überschaubar sind und nicht alles auf einen Streich erledigt werden muss. Nur wenige können über Nacht einen radikalen Richtungswechsel vollziehen, und ich denke, dass sie dafür sehr überzeugende Gründe brauchen, etwa eine lebensbedrohliche Situation oder etwas ähnlich Erschreckendes beziehungsweise Motivierendes. Statt einen Ochsen als Ganzes aufzutischen, möchten wir Ihnen lieber gut verträgliche Portionen zur rechten Zeit anbieten. Wenn Sie einmal mit solchen kleinen und dauerhaften Veränderungen angefangen haben, werden Sie sehen, dass davon ein positiver Dominoeffekt auf alle Bereiche Ihres Lebens ausgeht. Sich mit kleinen Schritten zufriedenzugeben bedeutet nicht, dass Sie keine Verbesserungen mehr anstrebten und sich keine Ziele mehr setzten. Es geht vielmehr darum, dass Sie das Erreichte gebührend wertschätzen, realistisch bleiben und sich auf das, was Sie noch vorhaben, freuen können. Auf diese Weise erhalten Sie sozusagen einen Bonus.

Wie man Zufriedenheit kultiviert

»Zufrieden« ist nicht ganz dasselbe wie »glücklich«, aber eins führt zum anderen. Leo Babauta gibt in seinem äußerst beliebten Blog »Zen Habits« eine Definition, die es auf den Punkt bringt:

> *Für viele Menschen ist Zufriedenheit gleichbedeutend mit Glück. Zufriedenheit und Glück haben auch vieles gemeinsam, aber es ist eine Frage der Fokussierung. Wenn Sie glücklich sind, ist dies ein Seinszustand, für den etliche Voraussetzungen erforderlich sind, unter anderem Zufriedenheit. Zufriedenheit heißt dagegen, dass Sie zufrieden sind mit dem, was Sie haben. Sie ist also nicht einfach ein Seinszustand, sondern hebt auf das Haben und Nichthaben ab. Und sie hat einen Einfluss auf das, was wir »Glück« nennen. Dennoch, wir haben die Wahl, zufrieden zu sein, wie wir auch die Wahl haben, glücklich zu sein – und wenn Sie Zufriedenheit wählen, werden Sie auch glücklich sein.[4]*

Zufriedenheit kann man erlangen, wie man sich alle anderen Fähigkeiten aneignet. Sie arbeiten an verschiedenen Aspekten Ihres Lebens, um dann mit sich und Ihrem Schicksal zufrieden zu sein. Dazu jetzt ein paar Anregungen:

4 Vgl. http://zenhabits.net.

- Seien Sie *dankbar*. Das mag ein wenig bevormundend klingen, aber üben Sie sich einfach in der Wertschätzung dessen, was Sie haben. Alles ist relativ, und so kann es schon mal sein, dass wir uns grämen oder uns elend und vom Leben schlecht behandelt fühlen; aber wenn wir uns dann auf das besinnen, was wir auf der Aktiva-Seite haben, fühlen wir uns gleich besser. Seien Sie einfach nur dankbar für all die Umstände, die Ihnen ein gutes Leben bescheren. Vielleicht sind Sie bei guter Gesundheit oder haben ein schönes Haus, einen wunderbaren Partner, nette Kinder oder eine Arbeit, die Ihnen wirklich Spaß macht – oder sogar alles zusammen. Irgendwie verlieren Sie das aber aus den Augen, weil etwas anderes im Vordergrund steht und Sie plagt. Halten Sie also gelegentlich inne, um Bilanz zu ziehen, dann werden Ihnen ein paar Einzelheiten nicht mehr gar so unangenehm erscheinen.

- Wenn Sie etwas zu benötigen glauben, überlegen Sie kurz, ob Sie es wirklich *brauchen* oder nur haben *wollen*. Das ist nämlich zweierlei. Ein neues Kleid, ein schickes Auto oder einfach noch ein Stück Kuchen – fragen Sie sich: Brauche ich das? Wenn wir abnehmen möchten, fallen uns mühelos allerlei Ausreden für ein weiteres Stück Kuchen, noch ein Glas Wein oder eine Portion Pommes frites mit Mayonnaise statt Salat ein. Aber wenn Sie es sich zur Gewohnheit machen, kurz innezuhalten und sich zu fragen, ob Sie das wirklich brauchen, stellen Sie vielleicht fest, dass Sie ohne große Mühe auf all das verzichten können.

- Schauen Sie lieber auf das, was Sie *wollen*, als auf das, was Sie *nicht* möchten. Halten Sie sich also nicht mit Dingen auf, mit denen Sie nichts zu tun haben wollen. Tun Sie sie einfach nicht, und wenn sie nicht zu umgehen sind, versuchen Sie eine andere Haltung dazu einzunehmen.

- Lernen Sie zu *würdigen*, was Sie haben. Nehmen Sie sich
  Zeit, still zu sein und nur sich selbst zur Gesellschaft zu haben. Viele Leute können überhaupt nicht gut allein sein, am
  liebsten würden sie pausenlos telefonieren, im Internet rund
  um die Uhr ihre Kontakte pflegen oder mit anderen zusammen sein – dabei ist es so heilsam, hin und wieder allein zu
  sein. Kein Lärm, keine Ablenkung, niemand. Das muss an
  keinem spektakulären Ort sein – einfach ein ruhiges Plätz-
  chen, und da sitzen Sie dann und lassen die Welt an sich vor-
  überziehen. Suchen Sie sich eine Stelle, die Sie als erbaulich
  empfinden, dabei aber einigermaßen ruhig ist, eine Parkbank
  vielleicht oder ein Café, in dem Sie nur die Leute beobachten,
  oder einfach Ihr gemütlicher Sessel daheim, in dem Sie Ihren
  Tagträumen nachspüren. Denken Sie dort auch darüber nach,
  wie Sie idealerweise sein möchten. Sehen Sie sich so, wie Sie
  gern wären, und schwelgen Sie ein Weilchen in diesem Bild.
- *Trennen* Sie sich von *Sachen*, die Sie *nicht mehr benötigen*, so
  entrümpeln Sie Ihr Umfeld und zugleich Ihren Kopf. Faustregel: Wenn Sie etwas ein halbes oder ganzes Jahr nicht mehr
  benutzt oder getragen oder auch nur wahrgenommen haben,
  können Sie sich seiner getrost entledigen. Das Gleiche gilt für
  negative Gedanken. Wenn Sie etwas, was länger als ein Jahr
  zurückliegt, immer noch übel nehmen oder es Ihre Gedanken
  und Gefühle beherrscht, müssen Sie dringend innerlich entrümpeln. Das ist nicht ganz so einfach wie das Entsorgen von
  Klamotten in der Kleidersammlung, aber wenn Sie sich auf
  die Gegenwart konzentrieren (mehr dazu im Abschnitt
  »Achtsamkeit« weiter unten), besteht Hoffnung, dass Sie einiges von dem loswerden, womit Sie innerlich »zugemüllt«
  sind.

- Finden Sie *Freude an einfachen Dingen*. Wer viel Geld besitzt und ausgibt, ist nicht zwangsläufig zufrieden. Tun Sie einmal nicht das, was teuer und statusträchtig ist. Statt ins Restaurant zu gehen, könnten Sie beispielsweise daheim nach den Empfehlungen im Buch für Freunde kochen. Machen Sie lange Spaziergänge, spielen Sie mit den Kindern oder gehen Sie joggen, das kostet nichts, und was noch besser ist: Es tut Ihnen gut.

Leicht schräg, aber wirksam: ein Tipp zum Abnehmen

Wer abnehmen möchte, muss dafür sorgen, dass der Körper alles bekommt, was er braucht: Vitamine, Mineralstoffe, Eiweiß, Ballaststoffe und hochwertige Kohlenhydrate. Aber ich muss dann auch etwas weniger essen, als ich bräuchte, um »so zu bleiben, wie ich bin«. Ich lasse also bei jeder Mahlzeit ein paar Kalorien weg. Ich bin dabei so vorgegangen, dass ich mir vorstellte, wie viel Körperfett ich jedes Mal verbrennen würde, wenn ich mir eine leicht eingeschränkte Mahlzeit vorsetzte. Die Gesamtrechnung sah dann beispielsweise so aus, dass ich mir sagte: Meine Mahlzeit besteht aus einem Hähnchenbrustfilet plus ein paar Kartoffeln und Brokkoli minus zwei eiswürfelgroßen Klümpchen Fett, die von meinem Bauch verschwinden. Ich stellte also immer eine Gleichung auf, in der auch das Fett berücksichtigt war, das ich verbrennen würde. Das inspirierte mich, und so gelang es mir, bei jeder Mahlzeit die Kalorien zu reduzieren. Das funktionierte sogar beim »kleinen Hunger zwischendurch«. Ich fragte mich einfach, was ich wollte, naschen oder ein bisschen von meinem Bauchspeck verbrennen. Verrückt, oder? Bei mir klappt es jedenfalls. Ich halte mir die beiden Möglichkeiten vor Augen und stelle mir dann vor, wie ich meine Reserven abbaue, wenn ich mich gegen das Naschen entscheide.

Weg oder Speck?

Nahrung ist wertvoll, das ist uns allen klar. Lebensmittel kosten Geld, und wir empfinden es als falsch, sie wegzuwerfen. Wenn Sie oder Ihre Eltern im Krieg oder in der Zeit danach aufgewachsen sind, wird man Ihnen beigebracht haben, den Teller auf jeden Fall leer zu essen. In Zeiten des Mangels ist diese Einstellung nur allzu verständlich, aber im Westen hungert heutzutage kaum noch jemand, und jetzt ist sie nicht mehr in jedem Fall angemessen und auch nicht mehr ratsam. Wir leiden in aller Regel keinen Mangel, und niemandem ist damit gedient, dass wir Übergewicht und dadurch bedingt Krankheiten entwickeln.

Aber was ist mit dem Hunger anderswo in der Welt? Sollten wir nicht aufessen, was auf den Tisch kommt, und ist es nicht unmoralisch, kostbare Nahrungsmittel zu verschwenden in dieser Überflussgesellschaft? Natürlich sollten wir die Mengen unserer Mahlzeiten im Voraus so kalkulieren, dass erst gar nicht zu viel auf dem Tisch oder dem Teller liegt. Manchmal haben wir darauf aber keinen Einfluss, etwa wenn wir eingeladen sind. Sollten wir dann »nichts verkommen lassen«, verkommt es trotzdem, nämlich als »Rettungsringe« um unsere Taille, die niemanden retten. Weitaus besser sind übrig gebliebene Speisen deshalb auf dem Kompost aufgehoben.

Mir hat dieses Umdenken zum Abnehmen verholfen, und zwar immer dann, wenn ich trotz allem keine zweite Portion genommen habe, mit der ich mein schweißtreibendes Training und die Ernährungsumstellung zunichte gemacht hätte.

Wenn bei Ihnen also einmal etwas übrig bleibt, dann zwingen Sie sich nicht, alles aufzuessen, damit nichts verkommt oder aufgehoben werden muss. Mit so etwas legen wir uns nur selbst herein. Der Wert der Nahrung bemisst sich danach, was sie für Sie leistet: Was für Ihre Gesundheit herausspringt, das ist der Gegenwert für Ihr Geld.

SIND SIE EIN KOMPENSATIONSESSER?

Jeder kennt das: Bei der Arbeit, in der Schule oder zu Hause haben wir gerade ordentlich einen »reingewürgt« bekommen, oder vielleicht war es auch einfach einer dieser »schrecklichen Tage«, wie sie manchmal vorkommen. Oft ist dann das Erste, was uns einfällt, uns einen Trosthappen oder ein Trostschlückchen zu gönnen, weil wir denken, dass es uns damit bessergeht. Frauen greifen dann eher zu süßen Sachen wie Keksen und Schokolade oder schenken sich ein Glas Wein ein, während Männer dazu neigen, sich in der Kneipe an der Ecke zwei, drei Bier zu genehmigen.

Auf diese Art führt man sich oft viel zu viele Kalorien zu und merkt es nicht einmal, weil man zu sehr mit seinen Gefühlen beschäftigt ist und nicht mitbekommt, was man da alles schluckt. Das ist das sogenannte Kompensations- oder Trostessen, und es scheint tatsächlich so zu sein, dass bestimmte Nahrungsmittel etwas unmittelbar Befriedigendes haben.

Kompensationsessen kann man an Merkmalen wie den folgenden erkennen:

- Neigen Sie dazu, mehr zu essen, wenn Sie aufgebracht sind oder die Regel bevorsteht?
- Bevorzugen Sie süße oder andere kohlenhydratreiche Nahrungsmittel wie Schokolade, süßes Gebäck, Weißbrot und Nudeln?
- Greifen Sie zu Chips und anderem Knabberzeug, wenn Sie müde sind und keine Lust zu kochen haben?
- Essen Sie abends vor dem Fernseher? Das mag man vielleicht als »gemütliches Essen« betrachten, aber so verbinden wir das Entspannen oft mit der Zufuhr unnötiger Kalorien.
- Trinken Sie mehr Alkohol, wenn Sie unter Stress stehen oder aufgebracht sind?

Entkorken Sie zum Abschalten und Ausspannen nach der Arbeit regelmäßig eine Flasche Wein? Reden Sie sich ein, dass man sich nach einem stressreichen Tag ruhig ein Gläschen gönnen darf – um dann wenig später festzustellen, dass die ganze Flasche leer ist? Bei uns im Vereinigten Königreich sehen die Mediziner inzwischen immer deutlicher, dass sich da ein Problem zusammenbraut, das vor allem Frauen der Mittelschicht in mittlerem Alter betrifft, die sich gegen die immer höher werdende und kräftezehrende Belastung in ihrem Arbeitsalltag selbst etwas »verordnen«. Die meisten dieser Frauen würden sich gewiss nicht als Trinkerinnen bezeichnen. Sie genehmigen sich lediglich nach einem vollen Arbeitstag, nach der Versorgung der Kinder und des Haushalts ein Glas oder bis zu vier, um sich zu entspannen. Und das ist vielfach noch nicht die ganze Story, sondern sie kümmern sich um den *gesamten* Haushalt, damit ihr Ehemann oder Partner sich ganz auf seine Arbeit konzentrieren kann. Diese Frauen leisten ein mehr als volles Pensum, sind aber im Grunde doch schon alkoholabhängig, weshalb man auch von »funktionierenden Alkoholikerinnen« spricht – kein schmeichelhaftes Wort, gewiss, aber es beschreibt eine statistische Tatsache. Die Fachleute sagen, wer nicht zum »Komatrinker« werden wolle, müsse mindestens zwei gänzlich alkoholfreie Tage in der Woche einlegen.

Aus Sicht von Zen Food gefährdet starker Alkoholkonsum nicht nur die Gesundheit, sondern führt uns auch reichlich Kalorien zu, um die 700 kcal (2931 kJ) mit einer Flasche Weißwein. Das mag relativ harmlos klingen, aber wenn Sie Ihre 2000 Kalorien bereits mit Frühstück, Mittagessen, Abendessen und Naschwerk eingefahren haben, stocken Sie das mit dem Wein ganz schön auf, vor allem wenn Sie auch noch etwas dazu knabbern. Wir wollen hier nicht Verzicht predigen, ein Glas Wein zum Essen (so wird er besser verarbeitet) ist völlig in Ordnung, zumal er auch gesundheitlichen Nutzen besitzt. Aber weniger ist hier ganz entschieden mehr, und wenn es bei Ihnen so ist, dass Sie Alkohol als Entspannungsmittel nutzen, sollten Sie vielleicht überlegen, ob sich nicht etwas weniger Schädliches finden lässt.

Wir kommen in diesem Kapitel noch auf die Meditation zur Entspannung zu sprechen. Meditation bedarf einiger Übung, aber langfristig ist sie die bessere Alternative, zumal sie Ihnen keine Kalorien zuführt und Ihrer Gesundheit zuträglich ist. Nutzen Sie die Methoden von Zen Food, um nicht nur die Angewohnheit des Entspannungstrinkens zu durchbrechen, sondern um sich etwas Besseres einfallen zu lassen, als Ihre Abende mit dem Leeren von Flaschen zu verbringen. Wenn Sie müde sind, tun Sie einfach trotzdem irgendetwas Interessantes, was Ihnen ein bisschen Auftrieb gibt. Besuchen Sie Abendkurse zu entspannenden, aber anregenden Themen wie Malerei, Töpferei und Fotografie, und wenn es etwas sportlicher sein darf, versuchen Sie es doch vielleicht einmal mit Tänzen wie Salsa, Zumba oder Flamenco.

Nach den hier beschriebenen Prinzipien können Sie Ihren Weinkonsum senken oder einfach zu etwas anderem greifen. Trinken Sie ruhig ein kleines Glas, aber dann sollte etwas Alkoholfreies folgen, ein Glas Mineralwasser mit einem Schuss Zitrone zum Beispiel. Wenn Sie Weißwein trinken, können Sie stattdessen eine Schorle genießen. Wenn man zu viel trinkt, ist es ja oft so, dass man kaum noch mitbekommt, wie viel man da so in sich hineinschüttet. Bei Freunden haben ich es schon erlebt, dass sie ihren Wein einfach schlucken und dann gleich wieder nachgießen. Sie kaufen die billigsten Plörren und kippen sie sich einfach hinter die Binde, um sich zu sedieren. Sollten Sie aber wirklich Weinliebhaber sein, dann kaufen Sie besser qualitätsbewusst und genießen Sie kleinere Mengen, auch Ihre Leber und Ihre Hüfte werden es Ihnen danken.

Bei diesem Thema ist es wichtig, dass Sie sich selbst gegenüber ehrlich sind und sich eingestehen, weshalb Sie trinken. Wir stehen heute unter zunehmendem Druck von allen Seiten, seien es die Finanzen, das Körperbild oder der gefürchtete Statusverlust. Die einschlägigen Medien überfluten uns mit allen möglichen pauschalen Idealisierungen – unrealistische Maßstäbe, wie wir sein sollen und wie unser idealer Lifestyle wäre. Das steht zwangsläufig meist im Widerspruch zu unserer Alltagsrealität, und wir entwickeln als Gesellschaft eine permanente Unzufriedenheit:

überall Klischees vom angeblich perfekten Look diverser »Celebrities«, die ohne erkennbare Anstrengung exorbitante Summen verdienen. Die unausgesprochene Botschaft lautet: »So musst du auch sein«, »Das alles brauchst du zum Glück« – oder noch schlimmer: »Du bist nichts, wenn du nicht berühmt bist (zumindest für fünf Minuten, wie man beispielsweise auf YouTube verfolgen kann) oder umwerfend aussiehst oder Geld wie Heu hast.« Das lässt uns auf die Dauer keine guten Gefühle entwickeln, wir sehen unser Leben nämlich längst nicht als so »glamourös« und »erfüllend« – jedenfalls scheint das Gras anderswo immer grüner zu sein. Alkohol ist nun kein geeignetes Mittel gegen derlei Zerrissenheit und Unbehagen, aber wenn es uns gelingt, kleine dauerhafte Veränderungen zum Besseren einzuleiten, geht es nicht nur mit unserer Einstellung und unserer Selbstachtung aufwärts, sondern wir brauchen auch immer weniger »Krücken« (wie etwa den Alkohol), mit denen wir uns aufrecht halten.

Wie also legen Sie schlechte Ernährungsgewohnheiten ab? Am einfachsten ist es, die gefährlichen Nahrungsmittel und Alkoholika gar nicht erst zu kaufen. Halten Sie Schrank und Kühlschrank frei von Versuchungen! Lassen Sie sich nicht zum Anlegen von geheimen Notrationen verleiten, den Notfall kann man nämlich jeden Tag herbeireden. Für die Gier nach Süßem können Sie stattdessen schnell verfügbare gesunde Alternativen bereithalten. Sie werden staunen, wie köstlich Naturjoghurt mit einem Löffel Apfelmus und mit Zimt bestäubt schmeckt. Oder probieren Sie es mit einem der sagenhaften Smoothies in unseren Zen-Rezepten: Ein Glas Milch, eine Banane und ein Löffel Bio-Kakao bieten einen herrlichen Mix aus gesundem Eiweiß, stimmungsaufhellendem Tryptophan (in Milch und Banane) und aufbauendem Kakao.

Aber kümmern Sie sich auch um die Hintergründe Ihrer Gefühle und suchen Sie dort nach Lösungen. Was glauben Sie, überspielen zu müssen? Sind Sie einsam, unglücklich mit Ihrem Job, Ihrer Beziehung, Ihrer Umgebung? Wenn Sie ehrlich genug sich selbst gegenüber sind, um den Grund für Ihre ängstliche Anspannung oder Ihren Stress zu ermitteln, sind Sie schon fast am Ziel. Jetzt müssen Sie Ihre Kräfte nur noch auf die Veränderungen konzentrieren, die in Ihrer Hand liegen, und möglichst Frieden mit all dem schließen, was Sie nicht ändern können.

Hier ein paar Alternativen zum stimmungsbedingten Kompensationsessen:

- Verunsichert und beklommen? Versuchen Sie es mit Nahrungsmitteln, die reich an Vitaminen des B-Komplexes (B_1, B_2, B_3, B_6, B_{12}) und Magnesium sind, zum Beispiel Vollgetreide, Nüsse, Milch, Brokkoli oder grünes Blattgemüse, Putenbrust.
- Schlaflos und in Gedanken vor dem Kühlschrank? Halten Sie tryptophanreiche Putenbrust, Naturjoghurt, Milch, Bananen und ein paar Nüsse bereit.
- Deprimiert? Da brauchen Sie einen guten Mix aus Nahrungsmitteln, die reich an B-Vitaminen und Magnesium sind – Vollgetreide, Nüsse, Bohnen, Schweine- und Rindfleisch, Leber, Samen, Obst, Hülsenfrüchte, Avocados.
- Konzentrationsschwäche? Auch hier sind die bereits genannten Vitamin-B-reichen Nahrungsmittel von besonderer Bedeutung. Vitamin B_3 (auch Niacin genannt) und B_1 (Thiamin) sind jetzt Ihre besten Freunde, enthalten in Fleisch, Innereien, Fisch, Hülsenfrüchten, Vollgetreide und Nüssen. Sie helfen der Konzentration und überhaupt den geistigen Funktionen auf die Sprünge.

- Müde und reizbar? Wieder sind es die B-Vitamine und das Magnesium in den bereits genannten Nahrungsmitteln, die man als »regelrechte Stimmungsmacher« bezeichnen könnte.

Stellen Sie sich eine ausgewogene Mischung dieser Lebensmittel mit anderen gesunden Sachen zusammen, und Sie werden, was die Vermeidung des Kompensationsessens angeht, schon bald bemerkenswerte Fortschritte erkennen.

ACHTSAMKEIT: JEDEN AUGENBLICK WICHTIG NEHMEN

Auf das Wort »Achtsamkeit«, das in den letzten Jahren in allen möglichen Zusammenhängen auftaucht, werden Sie vielleicht schon gestoßen sein. Es gehört zum Kernbestand buddhistischer Praxis, wird aber zunehmend auch außerhalb spiritueller oder religiöser Zusammenhänge verwendet. Durch Achtsamkeit lernen wir, im Augenblick zu leben. In der Konzentration auf das, was tatsächlich gerade geschieht, verlangsamen wir unsere Denkprozesse und sogar die körperlichen Abläufe. Oft sind wir ja geradezu Sklaven unserer Vergangenheit und fürchten die Zukunft. Beide haben wir nur sehr bedingt unter Kontrolle, und so können sie uns in Stress und ängstliche Anspannung versetzen. Wenn wir über alte Kränkungen oder die Unwägbarkeiten der Zukunft grübeln, vergeuden wir nicht nur Zeit, sondern vor allem geistige und körperliche Energie. Inzwischen ist gut dokumentiert, dass Ängste und immer wiederkehrende bedrängende Gedanken zu schwerer körperlicher Erschöpfung führen können.

Das leuchtet ein, wenn wir bedenken, wie viel Energie bereits die normalen Hirnfunktionen benötigen. Wie der Körper insgesamt benötigt unser Gehirn Brennstoff, sogar überproportional viel. Wenn wir uns dann mit Ängsten und Sorgen quälen, zweigen wir dafür viel Energie ab, die eigentlich dem übrigen Organismus dienen sollte, und das kann eine Kettenreaktion auslösen, die unsere Gesundheit beeinträchtigt. So können Zustände wie das bereits erwähnte chronische Erschöpfungssymptom (CFS/ME), Autoimmunerkrankungen, Diabetes Typ II, Hormonstörungen, ungewollte Gewichtszunahme und chronische Schmerzen auf anhaltenden oder permanenten Stress und depressive Zustände zurückgeführt werden. Umgekehrt können Depressionen, Angst, mangelndes Selbstwertgefühl und Bewegungsarmut aus Gesundheitsstörungen resultieren – womit sich ein Teufelskreis schließt. Nicht enden wollende innere Dialoge, Ängste und Zwangsgedanken können ungeheuer belastend und ermüdend sein. Viele Menschen kämpfen täglich damit, und die Medizin hat das bisher noch nicht ausreichend ernst oder überhaupt zur Kenntnis genommen. Dieses endlos »wiederkäuende« (ruminative) Grübeln nimmt häufig völlig irrationale Züge an, aber die davon Betroffenen leiden sehr darunter.

Menschen mit einer Angstsymptomatik bekommen oft zu hören, sie sollten sich doch einfach ein wenig zusammenreißen, aber es handelt sich vielfach um eine ernste psychische Störung, die der professionellen Hilfe bedarf. Oftmals kann der Kranke nämlich aus eigener Kraft gar nichts mehr gegen das bedrängende innere Plappern ausrichten, weil sich die neuronalen Bahnen im Gehirn inzwischen gemäß den ständig wiederholten sorgenvollen Gedanken umstrukturiert haben. Wenn die emotional geladenen Angstgedanken schließlich anatomische Veränderungen im Gehirn bewirken, werden natürlich immer häufiger Warnungen aus dem Inneren gesendet, dass irgendetwas ganz und gar nicht in Ordnung sei. Dann kommen Herzrasen, Schweißausbrüche, Übelkeit oder plötzlicher Stuhldrang hinzu, ausgelöst durch solcherart Gedanken, alles sei schlimm und finster, und diese Gedanken werden natürlich wiederum verstärkt – eine Zwickmühle.

Hier setzt die Achtsamkeitsübung an, mit deren Hilfe wir lernen, ganz im Augenblick zu leben. Dabei kommen nicht nur unsere wild umherspringenden Gedanken zur Ruhe, sondern wir lernen auch, uns und unsere Lebensumstände zu akzeptieren und furchtlos weiterzugehen. Aus neueren wissenschaftlichen Untersuchungen geht hervor, dass die Achtsamkeitsmethode bei Angst, Depression und anderen seelischen und neurologischen Störungen tatsächlich viel bewirken kann.

Indem wir lernen, »den Moment zu umarmen«, lernen wir, welche Angelegenheiten wichtig sind und welche man getrost sich selbst überlassen kann. Dabei stellt uns die Achtsamkeit natürlich keinen Freifahrtschein dafür aus, dass wir unseren Ängsten ausweichen und uns unserer Verantwortung entziehen könnten. Vielmehr lernen wir, uns von den Fesseln der Vergangenheit und den Befürchtungen für die Zukunft zu befreien, und erst dann können wir wissen, was real und wirklich von Relevanz ist. Jeder achtsam gelebte Tag verschafft uns mehr Zeit zur Erfahrung der Gegenwart und die damit verbundene Bereitschaft für den nächsten Augenblick. Wenn Sie nämlich nicht mehr in der Vergangenheit oder Zukunft leben, sind Sie von da an Herr Ihres eigenen Geschicks, und jeder Tag wird zum Erlebnis, zu einer begeisternden Entdeckungsreise.

Wie man achtsam wird

Inzwischen dürfte deutlich geworden sein, dass Zen Food wirklich mehr als eine besondere Ernährungsweise ist. Sie werden vielmehr lernen, Ihre Ernährungsumstellungen mit einem altbewährten Verfahren zu ergänzen, nach dem Sie Ihr Denken beruhigen und jeden Bissen Nahrung und die jeweiligen Momente Ihres Lebens ins Zentrum Ihrer Aufmerksamkeit stellen. Dazu folgt gleich anschließend eine Übung, mit der Sie ausprobieren können, was Achtsamkeit ist und wie man das Leben im Augenblick empfindet. Diese Meditation habe ich nach einer Übung aus dem Buch *Achtsamkeit*[5] von Mark Williams und Danny Penman gestaltet. Sie können alles Essbare für dieses Experiment verwenden, am besten etwas, was viel Geschmack, Duft und Kaugefühl hergibt. Ich wähle hier als Beispiel Schokolade, weil ich selbst Schokoladenliebhaber bin und weil Schokolade mit ihrem Schmelz, Geschmack und Geruch überhaupt etwas zutiefst Befriedigendes hat.

Schokoladenmeditation

Nehmen Sie Ihre Lieblingsschokolade, dunkle schmeckt besonders intensiv und ist bekömmlicher. Legen Sie sie ungeöffnet vor sich hin.

Sehen Sie sich die Verpackung an, wie die Schokolade von ihr umschlossen wird. Lesen Sie die Infor-

---

5 Mark Williams und Danny Penman: *Achtsamkeit. Gelassenheit finden in einer hektischen Welt*, Arkana, München 2011.

mationen auf der Verpackung, begutachten Sie das ganze Design wie zum ersten Mal.

Jetzt packen Sie die Schokolade langsam aus, erst die Außenhülle aus Papier oder Karton, dann die Innenfolie. Wie fühlt sich das an, wie klingt es? Verfolgen Sie all die kleinen Geräusche beim Auspacken.

Nun liegt die Schokolade vor Ihnen. Nehmen Sie sie einmal wirklich wahr, die Farbe, die Formen. Lassen Sie den Duft auf sich wirken.

Brechen Sie ein Stück ab, immer im vollen Bewusstsein Ihres Tuns: was Sie sehen, was Sie fühlen, was Sie riechen.

Jetzt werden Sie das Stück Schokolade zum Mund führen. Achten Sie auf die Bewegung, verfolgen Sie, wie der Arm sich hebt und die Hand näher kommt.

Legen Sie die Schokolade auf die Zunge, wo sie ein paar Sekunden liegen bleibt, um anzuschmelzen und ihren Geschmack zu entfalten. Achten Sie auf alle Empfindungen, das langsame Schmelzen der Schokolade, den Übergang vom ersten Geschmackshauch zur vollen, schmelzenden Schokoladigkeit. Schön, oder?

Hmmm. Haben Sie für ein paar selige Augenblicke alles in der Welt außer der Schokolade vergessen? Das ist Achtsamkeit!

Wenden Sie dieses Prinzip in möglichst vielen wachen Augenblicken an: Nehmen Sie die Welt ringsum so bewusst wahr, dass Sie in alles eingebunden sind und zugleich so viel Tempo wegnehmen, dass Sie es auch genießen können. Und wie es für alle

Ratschläge in diesem Buch gilt: Setzen Sie das Prinzip der kleinen, aber dauerhaften Veränderungen auch bei der Achtsamkeit um. Sehen Sie es sich nach, wenn Sie es nicht sofort schaffen, »jeden« Augenblick bewusst wahrzunehmen. Diese Umstellungen brauchen ihre Zeit, und wenn Sie im Kopf den Wirbelwind haben, wird er sich erst nach einiger Zeit legen. Aber hier gilt wie überall: Je mehr Sie es tun, desto schneller wird es zu einer wunderbaren neuen Gewohnheit. Den morgendlichen Tee oder Kaffee zu einem Augenblick der Achtsamkeit zu machen, das wäre ein schöner Anfang. Kosten Sie jeden Schluck aus, spüren Sie die warme Tasse oder Schale zwischen den Händen, erlauben Sie sich ein, zwei Minuten des aufmerksamen Verweilens im Augenblick. Schritt für Schritt können Sie das um weitere achtsame Augenblicke erweitern. Vor allem am Tagesende brauchen Sie noch etwas zum Abschalten. Bald werden Sie bemerken, dass Sie immer mehr Augenblicke mit Achtsamkeit wahrnehmen.

Wer achtsam ist, bekommt einen Sinn für alle großen und kleinen Ereignisse des Lebens, reagiert aber nur noch auf diejenigen, die gut sind für ihn selbst und die Menschen, die ihm am meisten bedeuten. Im Augenblick leben zu können ist ein großes Geschenk, denn nur so sind wir wirklich nah dran an allem, was innen und außen geschieht, wir nehmen uns die Zeit, auf alles ganz direkt einzugehen.

Achtsamkeit wirkt sich auf unser Berufsleben ebenso aus wie auf unser Privatleben. Sie werden mehr bei der Sache sein, besser auf die Menschen in Ihrem Umfeld eingehen können und sich ohne Befürchtungen auf Neues einlassen. Sie werden das Gefühl bekommen, Ihr Leben besser in der Hand zu haben, Sie werden entspannter sein und besser mitbekommen, was ringsum vorgeht, aber ohne sich ablenken zu lassen oder zehnerlei auf einmal tun zu wollen. Achtsamkeit macht die »kleinen Freuden des Lebens«, den Genuss einer Tasse Tee oder den Anblick eines Sonnenuntergangs, zu etwas sehr Schönem und wirklich Befriedigenden. In dieser durchgedrehten Welt kann ein Moment der Stille Balsam für den zerfransten Geist sein.

Achtsamkeit und Gewichtsreduktion

Carey Morewedge und sein Team im Department of Social and Decision Science der Carnegie Mellon University in Pittsburgh, Pennsylvania, wollten wissen, ob Achtsamkeit in Form von Meditation zum Abnehmen beitragen kann.[6] Wie sich zeigte, reduzierte sich nach einer kleinen Meditation tatsächlich die Menge der anschließend aufgenommenen Nahrung. Die konkrete Fragestellung lautete, ob die Leute weniger zu sich nehmen würden, wenn sie sich das Essen vorher wiederholt vorstellten. Das Ergebnis zeigte: Je häufiger sich ein Proband das Essen vorstellte, desto weniger nahm er anschließend tatsächlich zu sich. Gereicht wurden Tüten mit bunten Schokodragees, und die Aufgabe bestand darin, sich vorher vorzustellen, wie man die Süßigkeiten in eine Schale füllte und dann hineingriff und eine bestimmte Anzahl zum Mund führte. Ergebnis: Die Probanden, die sich den Verzehr von dreißig Dragees vorgestellt hatten, aßen dann tatsächlich weniger als andere, die sich drei Stück vorgestellt hatten.

6 Carey Morewedge, Young Eun Huh und Joachim Vosgerau: »Thought for Food: Imagined Consumption Reduces Actual Consumption«, in *Science* 2010: 330, 601, S. 1530–1533.

Bei dieser Untersuchung wurden zum Zweck der Quantifizierbarkeit nur zählbare Nahrungsmittel einer bestimmten Art verwendet, weshalb es ungewiss bleibt, ob der Effekt auch bei anderen Speisen oder bei einer kompletten Mahlzeit eintreten würde. Aber es scheint doch so zu sein, dass Wiederholung und Bewusstheit zu einer geringeren Nahrungsaufnahme führen, wenn man sich vorher mehrfach den Verzehr größerer Mengen vorgestellt hat.

So viel lässt sich wohl sagen: Wenn Sie bewusst wahrnehmen, was Sie essen, und das auch noch mit Visualisierungen verstärken, wird Ihr Geist zu einem mächtigen Verbündeten auf dem Weg zu einer reduzierten und zugleich gesünderen Ernährung.

AUTOSUGGESTION FÜR ZEN FOOD

Zur mentalen Unterstützung Ihrer angestrebten Änderungen von Gewohnheiten eignet sich die Autosuggestion, bei der man sehr gezielt vorgeht, nämlich mit einem genau zugeschnittenen Wort oder Mantra, das man stetig wiederholt. Es muss exakt auf das abgestimmt sein, was Sie anstreben, zum Beispiel auf Veränderungen bei tief sitzenden Problemen oder Gewohnheiten. Man kann das als eine Art Selbsthypnose betrachten, denn es kommt zu Veränderungen in tiefen Schichten des Unbewussten. Der Wiederholungscharakter dieser Praxis wirkt nicht nur beruhigend, sondern Sie geben Ihrem Unbewussten auf direktem Wege Anweisungen. Beides zusammen, Instruktion und Wiederholung, bewirkt Änderungen in Ihrem Denken und möglicherweise sogar Änderungen der neuronalen Verschaltung im Gehirn.

Sie wiederholen das Wort oder den Ausdruck Ihrer Wahl bis zu 500-mal pro Sitzung (weiter unten finden Sie einige Beispiele). Dabei wird für die Zählung gern eine Perlenkette verwendet. Das Verfahren ist nicht neu, es wird seit Jahrtausenden in der Form von Mantra- oder Gebetsrezitationen eingesetzt. Auch die Verwendung von Gebetsketten ist vielen vertraut, etwa die Mala der Buddhisten, Hindus und Muslime oder der Rosenkranz der Katholiken.

Sie brauchen also eine Mala oder einen Rosenkranz, aber Sie können sich auch selbst eine Kette mit 54 oder 108 Perlen Ihrer Wahl anfertigen. Wählen Sie ein Mantra, das Ihre Ziele und Wünsche unterstützt. Überlegen Sie gut, was genau Sie erreichen möchten.

Mantra-Rezitation

Suchen Sie sich einen Platz, an dem Sie ungestört ein paar Runden mit Ihrer Perlenkette absolvieren können.
Sprechen Sie Ihr Mantra innerlich, aber mit Lippenbewegungen.
Immer wenn Sie das Wort oder den Satz gesprochen haben, tasten sich Ihre Finger eine Perle weiter. Eine Perle ist größer als die anderen. Diese »Führungsperle« zeigt Ihnen an, wenn Sie eine Runde abgeschlossen haben.

Sie können so viele Runden machen, wie Sie möchten, aber es sollten nicht weniger als 100 Wiederholungen des Mantras sein.

500 Wiederholungen dauern um die 20 Minuten, aber dann hat Ihr Gehirn das Mantra wirklich angenommen, und vielleicht haben Sie bereits die »Entspannungsreaktion« ausgelöst, auf die wir gleich zu sprechen kommen. Wenn Sie sich einmal an den Umgang mit den Perlen gewöhnt haben, können Sie das überall fortsetzen, im Zug, beim Warten auf den Bus oder während der Tee- oder Kaffeepause bei der Arbeit.

Wie lange dauert es, bis Sie eine Wirkung spüren? Sie können schon nach einer Woche, in der Sie zweimal täglich bis zu 500 Perlen bewegt haben, erste Veränderungen bemerken. Bei manchen tritt das früher ein, bei anderen später, aber es wird ganz sicher dazu kommen. Je mehr Sie üben, desto besser, stärker und anhaltender werden die Veränderungen sein. Vielleicht müssen Sie monatelang dranbleiben, jedenfalls können Sie sicher sein, dass sich neue geistige Wege auftun, die Sie jederzeit nutzen können, sollte es wieder einmal notwendig werden, Ihre neue Gewohnheit aufzufrischen.

Sie können mehrere Worte oder Mantras üben, doch erfahrungsgemäß ist das weniger wirksam.

Bedenken Sie auch, dass Ihr Unbewusstes keine Verneinungen erkennt. Wenn Sie also beispielsweise »Ich esse keinen Kuchen« als Mantra wählen sollten, übersetzt sich das für Ihr Unbewusstes in »Ich esse Kuchen«. Formulieren Sie Ihr Mantra also als positive Aussage, zum Beispiel: »Ich ernähre mich jeden Tag gesund.«

Sie werden sich Ihr ganz persönliches Mantra zurechtschneidern, dennoch sind hier ein paar einfache Anregungen:

- *Ruhig.* Einfacher geht es nicht. Wenn Sie völlig gestresst sind, ist »ruhig« vielleicht das eine Wort, das Sie brauchen. Oft wiederholt kann es von enormer Wirkung sein.

- *Ich bin an Körper, Geist und Seele vollkommen gesund.* Relativ kurz, und doch ist alles erfasst – das tröstet und richtet auf. Auch hier ist Wiederholung der Schlüssel zum Erfolg. Wenn Sie das ein- oder zweimal sagen, ist es nicht überzeugend. Sie müssen Ihr Unbewusstes, also sich selbst mit allem, was Sie sind, davon überzeugen, dass Sie tatsächlich vollkommen gesund sind.
- *Mein Körperfett geht jeden Tag weiter zurück.* Das ist auch noch knapp genug und bringt die Sache genau auf den Punkt. Diesen Satz wenden Sie an, bis Sie Ihr Wunschgewicht haben, dann hören Sie natürlich auf. Es kann aber auch der Satz sein, mit dem Sie das Abnehmen überhaupt erst in Gang bringen. Außerdem hat es auch visuelle Qualitäten, man sieht ja förmlich, wie das Körperfett wegschmilzt.

MEDITATION ALS WERKZEUG DER VERÄNDERUNG

All das bringt uns fast wie von selbst zum Thema »Meditation«. Meditation wird seit vielen Jahrhunderten in allen Religionen von Menschen jeglicher Couleur zur Beruhigung und Schulung des Geistes angewandt. Ich stelle Ihnen jetzt einige Ansätze vor, mit denen Sie innere Ruhe schaffen und den Weg zum Wunschgewicht ebnen können.

Meditation zum Abnehmen

Meditation ist Schulung des Geistes hin zu mehr Konzentration, Klarheit, Positivität, Bewusstheit und seelischer Ausgeglichenheit. Meditation verlangt Übung und Disziplin und räumt Ihnen jeden Tag ein wenig Zeit ein, in der Sie ganz mit sich selbst beschäftigt sind. Viele Menschen können sich zwar körperlich ausruhen, aber ihr Geist kommt nicht zur Ruhe – und dazu kann uns die Meditation verhelfen. Durch Meditation übernehmen wir gleichsam selbst die Verantwortung und ändern die Art und Weise, von unserem Inneren ausgehend zu denken. Geistiges Training dieser Art gehört zum Wichtigsten, was wir in der modernen Welt tun können, in der mehr Menschen an stressbedingten Gesundheitsstörungen als durch Gewalt oder sonstige Krankheiten sterben. Für mich ist Meditation etwas ungemein Schönes und Lohnendes.

Darüber hinaus ist sie eines unserer wirksamsten Instrumente zur Gewichtsreduzierung, wichtiger als kalorienarme Getränke und fettreduzierte Brotaufstriche, wirksamer als Schlankheitspillen oder die operative Magenverkleinerung, das sogenannte Magenband. Das ist einfach deshalb so, weil Meditation das Einzige ist, was *Sie* verändert: den Menschen, der die Nahrung erst noch zu sich nehmen wird. Alles hat geistige Ursprünge, und deshalb muss dort auch die Lösung zu finden sein. Wie ein Bienenstaat von der Königin dirigiert und ein Unternehmen vom Direktor geleitet wird, so ist es bei uns der Geist, der unsere gesamte Ausrichtung bestimmt. »Wes Geistes Kind« Sie sind, erkennen Sie an allem, was Ihre Person ausmacht: wie Sie sich bewegen, wie Sie denken, wie Sie reden und wie Sie essen. In alldem spiegelt sich Ihre geistige Haltung wider.

Durch Meditation beginnen Sie, die Dinge so zu sehen, wie sie wirklich sind. Viele Menschen nehmen sich zwar vor, etwas Bestimmtes zu tun, aber dann geben sie sich die größte Mühe, genau das zu verhindern. Da ist noch etwas anderes in ihnen, ein anderer Antrieb, irgendetwas, was ihnen dann doch besser erscheint als das Ziel, das ihnen angeblich vorschwebt. Durch Meditation können Sie die Wahrheit herausfinden und sehen dann auch, weshalb Sie in manchen Bereichen Ihres Lebens diszipliniert sind und in anderen eher nicht. Sie lernen sich besser kennen und können sinnvolle Veränderungen vornehmen. Sie sehen die Dinge, wie sie wirklich sind, und verstehen, weshalb Sie mehr essen, als Ihnen guttut.

Bevor wir uns jedoch der Meditation selbst zuwenden, wollen wir uns ein wenig mit den wissenschaftlichen Grundlagen befassen.

Meditation aus wissenschaftlicher Sicht

Meditation ist eine Hilfe beim Abnehmen beziehungsweise beim Verhindern von Übergewicht. Das ist keinesfalls eine rein hypothetische Aussage, vielmehr liegen wissenschaftliche Untersuchungen vor, denen zufolge Meditation nicht nur dem Stressabbau dient, sondern wesentlich zur Verhinderung von Übergewicht beziehungsweise zu seiner Reduzierung beitragen kann. Die erste Studie, die auf eine solche Verbindung hindeutete, widmete sich ausdrücklich einer Essstörung, die heute allgemein »Binge-Eating« genannt wird. Gemeint sind Heißhungerattacken oder, etwas drastischer ausgedrückt, Fressanfälle, bei denen das Gegessene anders als bei der Bulimie nicht wieder erbrochen wird, sodass es zu einer signifikanten Gewichtszunahme kommt. Jean Kristeller, Professor der Psychologie an der Indiana State University, und Ruth Quillian-Wolever, Klinikdirektorin und Psychologin des Duke Center for Integrative Medicine in Durham, N.C., führten eine bahnbrechende klinische Versuchsreihe durch, bei der Achtsamkeitsmeditation zum Einsatz kam.[7]

Es handelte sich um eine ganz ähnliche Form der buddhistischen Meditation wie die in diesem Buch vorgestellte, und dabei zeigte sich, dass Meditation die bewusste Wahrnehmung steigert und die Teilnehmer ihr Essverhalten realistischer wahrzunehmen begannen, aber ohne Selbstverurteilung oder Schuldgefühle. Sie gaben an, ihnen sei nun deutlicher bewusst, was sie äßen, und sie hätten sich dabei mehr unter Kontrolle. Sie empfanden das Essen auch als befriedigender im Vergleich zu früher und genossen es mehr. Allgemein gesagt legten sie immer mehr Wert auf Qualität als auf Quantität.

Das führt uns zu einer wichtigen Feststellung, die wir später noch vertiefen werden. Kaum etwas anderes ist beim Essen so wichtig wie Geistesgegenwart oder Bewusstheit. Wer zu viel isst, hat in den meisten Fällen tief sitzende Gründe dafür. Wir haben uns Verhaltensweisen angewöhnt, die uns nicht zuträglich sind, und wir sind nicht wirklich bei der Sache, wenn wir sie ausführen. Wir nehmen die Mengen, die wir verzehren, und unsere Kalorienaufnahme gleichsam unscharf wahr, wir handeln sozusagen wie »auf Autopilot«. Wenn das die Hauptursache für un-

---

7   Jean L. Kristeller, Ruth A. Baer und Ruth Quillian-Wolever: »Mindfulness-Based Approaches to Eating Disorders«, in Ruth A. Baer (Hg.): *Mindfulness and Acceptance-Based Interventions*, Elsevier, San Diego, Ca., 2006. Dr. Kristeller ist Mitbegründer des Center for Mindful Eating, www.tcme.org.

ser ungesundes Essverhalten ist, kann die Meditation Erstaunliches bewirken.

Aus einer später durchgeführten Studie, die sich auf Heranwachsende in Amerika konzentrierte, geht hervor, dass Meditation möglicherweise mehr bewirkt als die Anleitung zum Halten einer Diät. Eigentlich deutet sogar alles darauf hin, dass Ernährungserziehung allein im Hinblick auf das Abnehmen nicht funktioniert. Vereinfacht ausgedrückt: Mit zwei Meditationssitzungen täglich sind Sie wahrscheinlich erfolgreicher als mit dem Versuch, Diät zu halten.

Wie unterstützt Meditation das Abnehmen?

Stressreduktion

Zahlreiche Studien haben überzeugend nachgewiesen, dass bei der Stressbewältigung nichts anderes so wirksam ist wie Meditation. Der Gedanke liegt also nahe, dass Meditation auch bei stressbedingten Gewichtsproblemen hilfreich ist.

Verbesserung der Hirnfunktion und des Gehirnstoffwechsels

Im Unterschied zu Diät und Bewegung, die zur Gewichtsreduzierung beim Körper ansetzen, könnte die Wirksamkeit der Meditation darin bestehen, dass sie die Gehirnfunktionen verbessert und mentale Imbalancen ausgleicht.

Einige Leute glauben, Störungen der Gehirnfunktion seien für bestimmte Gelüste mitverantwortlich. Der Körper erhalte falsche Signale, man esse zu viel und nehme zu. Wir kennen keine spezifische geistig-seelische Störung, die zu Fettleibigkeit führt. Aber zu der Frage, wie Störungen des Gehirnstoffwechsels Übergewicht zur Folge haben können, gibt es etliche wissenschaftliche Untersuchungen. Häufig handelt es sich um einen Mangel an Serotonin, einem Stoff, der offenbar für unser Wohlbefinden wichtig ist; in anderen Fällen kann eine Funktionsstörung des Hypothalamus vorliegen.

Es gibt viele Untersuchungen, unter anderem die 1999 im *India Science Journal* veröffentlichten des Hirnforschers Dr. Alarik Arenander, denen zufolge die verschiedenen Gehirnregionen während der Meditation harmonischer zusammenwirken. Wenn Sie sich selbst ein Bild machen möchten: Ich habe auf meinem YouTube-Channel (martinjfaulks) demonstriert, wie Meditation eine Harmonisierung der Hirnstromkurven bewirkt.

Besonders spannend finde ich aber den aus manchen Untersuchungen gezogenen Schluss, dass die durch Meditation bewirkte Harmonisierung auch im Alltag zur Gewohnheit wird und alles begleitet, was wir den Tag über tun. Das würde bedeuten, dass sich Ihre Gehirnfunktionen durch Meditation dauerhaft verbessern. Und dies dürfte der Grund dafür sein, dass Meditation Sie bei dem Plan abzunehmen unterstützen kann. Ihr Gehirn gibt Ihnen keine widersprüchlichen Signale mehr, Ihre Selbstwahrnehmung und Selbstkontrolle werden besser.

Achtsamkeit beim Essen

Eins der wiederkehrenden Themen bei der Meditation ist wie gesagt die Achtsamkeit. Durch Meditation lernen wir, mehr im Augenblick zu sein. Auch die wissenschaftlichen Untersuchungen zeigen es: Meditation macht uns bewusster und unterbindet im gleichen Maße das Kompensationsessen. Beim Meditieren trainieren wir unsere bewusste Aufmerksamkeit, und die neue Gewohnheit überträgt sich dann auf alle möglichen Aktivitäten unseres täglichen Lebens: Wir fangen also auch an, deutlicher zu bemerken, wann wir was weshalb essen – und wie wir es essen.

Sollte noch nicht ganz klar sein, was damit gemeint ist, brauchen Sie sich nur einmal zu fragen, ob Sie schon einmal vergessen haben, dass Sie »auf Diät« sind. Mir ist das schon passiert, und ich wette, Sie kennen es auch. Sie sagen sich, dass Sie etwas ändern werden, beispielsweise auf Weizenprodukte verzichten und nicht mehr in die Pizzeria gehen – aber das fällt Ihnen erst wieder ein, wenn Sie bereits bei den Antipasti sind! Oder sogar erst beim Verlassen des Lokals. Frustrierend, nicht wahr? Aber weshalb hat Ihr Gehirn Sie nicht gewarnt? Weshalb ging die Alarmanlage nicht los und machte eine Durchsage wie: »Hör mal, du hast doch gesagt, du willst das nicht mehr tun!«? Mangelnde Bewusstheit ist die Ursache, und dieses »Leiden« wird durch die Meditation »geheilt«.

Noch viel schlimmer ist das Hungermärchen, auf das wir immer wieder hereinfallen. Haben Sie schon einmal vor irgendeiner Riesenportion gesessen und erst dann bemerkt, dass Sie gar nicht so viel Hunger haben? Oder dass das Essen Sie nicht so begeistert, wie Sie erwartet hatten? Ich jedenfalls kenne das, und es geht wohl vielen so. Wenn wir jedoch aufmerksam bleiben, bekommen wir die Auslöser unseres Hungergefühls besser mit. Dann fällt uns vielleicht auf, dass wir gar nicht richtig hungrig beziehungsweise schon satt sind, und wir essen folglich nicht mehr, als wir wirklich brauchen.

Nun, das mag wissenschaftlich erwiesen sein, aber nach fünf-zehn Jahren Meditation steht das letzte Erfolgserlebnis bei mir immer noch aus. Wenn ich eine Mahlzeit vor mir stehen habe, esse ich den Teller leer, da gibt es gar nichts! Immerhin bin ich inzwischen beim Auftischen achtsamer und belade den Teller nicht übermäßig.

Mit der Verbesserung meines Essverhaltens (und der Portions-bemessung) durch Meditation stehe ich keineswegs allein da. Dass Meditation beim Abnehmen helfen kann, bestätigen auch wissenschaftliche Untersuchungen zum Thema der methodi-schen Verhaltensänderung durch Faktoren wie sozialer Rückhalt, Selbstkontrolle, Selbstwahrnehmung, Fehlermanagement, Stress-beherrschung sowie durch kognitive Verhaltensstrategien. Aus einer besonders gründlichen Studie geht hervor, dass bei ange-strebten Verhaltensänderungen Meditation das wirksamste Mit-tel zur Verbesserung der Selbstwahrnehmung und der Stressredu-zierung ist.

Müdigkeit

Es ist schon länger bekannt, dass Stress, Müdigkeit und Er-schöpfung wahrscheinlich zur Entstehung von Übergewicht beitragen. (Wir werden im 3. Kapitel noch näher darauf einge-hen.) Wir erholen und regenerieren uns aber nicht nur durch Schlaf, die Meditation kann ebenfalls dazu beitragen. Viele An-haltspunkte sprechen dafür, dass wir bei Schlafmangel vermehrt essen.

Wenn Sie zu wenig schlafen, gerät Ihr Hormonsystem aus dem Tritt, das ist wissenschaftlich hinreichend belegt. Vor allem wird die Ausschüttung des Wachstumshormons zurückgefahren, was sich besonders ungünstig auswirkt, weil dieses Hormon von großer Bedeutung für die Fettverbrennung ist. Hier der Zusammenhang: Wachstumshormon wird nicht stetig in kleinen Mengen ausgeschüttet, sondern in zwei bis drei nächtlichen Phasen, die mit den Tiefschlafphasen etwa um zwei Uhr und vier Uhr früh zusammenfallen. Wenn Sie nicht oder unruhig schlafen, entgeht Ihnen der Nutzen dieses fettverbrennenden Hormons.

Schlimmer noch: Wenn Sie nicht genügend Schlaf bekommen, steigt der Spiegel des Nebennierenhormons Cortisol, was sich störend auf den Haushalt des für die Regulierung des Fettstoffwechsels wichtigen Leptins auswirkt. Das bedeutet vereinfacht ausgedrückt, dass Sie bei zu wenig Schlaf stressanfällig werden und Ihr Körper Ihren Energiehaushalt und den Appetit nicht mehr richtig regulieren kann.

Aber worin besteht nun die segensreiche Wirkung der Meditation in diesem Bereich? Zunächst kann Ihnen die Meditation zu besserem Schlaf verhelfen, weil Sie allgemein ruhiger und ausgeglichener werden. Zweitens senkt sie den Cortisolspiegel und beugt damit manchen der negativen Auswirkungen des Schlafmangels vor. Und schließlich deuten einige Untersuchungen darauf hin, dass Meditation sogar die Ausschüttung des Wachstumshormons ankurbelt und Sie damit jung hält. Das ist noch nicht erwiesen, aber ich vermute, weitere Forschungen werden diese vorläufige Annahme bestätigen.

DIE KUNST DER MEDITATION

Dieser Abschnitt enthält einfache, grundlegende Anleitungen zur Meditation. Im Prinzip geht es darum, sich auf das Hier und Jetzt zu konzentrieren und ganz im Augenblick zu sein. Diese Form der Meditation empfiehlt sich für alle, die abnehmen wollen, weil sie Stress abbaut, entspannend wirkt und uns im Alltag bewusster macht. Eigentlich vermittelt sie alles, was Sie zum Erreichen Ihrer Ziele benötigen, auch Impulskontrolle und dauerhafte Zielorientierung.

Beim Meditieren wird es immer wieder mal vorkommen, dass Sie durch Geräusche oder andere Störfaktoren in Ihrer Umgebung abgelenkt werden. Mit etwas Übung werden Sie aber lernen, gesammelt zu bleiben und solche Ablenkungen sogar zur intensiveren Ausrichtung auf Ihr eigentliches Vorhaben zu nutzen. Das ist auch im Alltag für Ihren Wunsch abzunehmen besonders wichtig, denn schon ein kurzer Augenblick der Unachtsamkeit kann Sie dazu veranlassen, sich viele überschüssige Kalorien einzuverleiben.

Ablenkungsmanöver kommen während der Meditation hauptsächlich von innen und sind manchmal am schwersten zu beherrschen, da dies sehr emotional und selbstkritisch sein kann. Auch das gibt sich durch Übung. Sie werden sehen, dass es nach einigen Wochen weniger verbissen und dadurch leichter wird. Dann werden Sie im Augenblick bleiben können, innere Zerrissenheit und Ablenkung stören Ihre Ausrichtung nicht mehr. Das merken Sie dann auch im Äußeren. Genau das brauchen Sie, um Ihre angestrebten Zen-Veränderungen zu erreichen.

Durch Meditation lernen Sie, die Dinge zu sehen, wie sie sind. Sie lassen sich nichts mehr vormachen, Sie lassen sich nicht mehr auf Abwege führen. Manchmal versucht unser Kopf uns hereinzulegen und etwas vorzuspiegeln, was nicht der Fall ist, etwa wenn wir beim Meditieren in einem bestimmten Zustand zu sein glauben, uns jedoch in dieser Annahme täuschen. Wir bilden uns beispielsweise ein, wir meditierten, und erst wenn wir nach einer Weile hochschrecken, wird uns bewusst, dass wir die letzten fünf Minuten in Wirklichkeit über die am nächsten Tag anstehenden Einkäufe nachgedacht haben.

Bevor wir jedoch anfangen können, unseren Geist zu trainieren, müssen wir eine stabile, die Ruhe fördernde Haltung finden, in der unser Körper ungestört verweilen kann. Ich werde Ihnen vier Meditationshaltungen vorstellen. Sie probieren sie am besten alle aus, um zu sehen, in welcher Sie sich innerlich ruhig und äußerlich stabil fühlen.

Meditationshaltungen

Die Thronhaltung

Mit der »Thronhaltung« wird das Sitzen auf einem Stuhl bezeichnet. Sie ist besonders geeignet für alle, die nicht mit überkreuzten Beinen am Boden sitzen und nicht knien können oder möchten. Sie können diese Haltung beispielsweise auf altägyptischen Darstellungen sehen, die einen Pharao auf einem Thron mit senkrechter Rückenlehne darstellen. Die Füße stehen flach auf dem Boden, die Hände liegen mit den Innenflächen nach unten auf den Oberschenkeln. Halten Sie die Schultern entspannt aufrecht, der Rücken liegt fest an der Lehne an. Das Kinn soll nicht in Richtung Brust sinken, die Wirbelsäule bleibt ganz aufrecht.

Die burmesische Haltung

Die burmesische Haltung ist eine der besten Meditationshaltungen überhaupt, ich habe sie erst bei einem Aufenthalt in Japan kennengelernt. Bis dahin hatte ich in komplizierteren Haltungen geübt, bei denen mir nach längerer Zeit die Beine einschliefen. Diese Haltung, im japanischen Zen sehr beliebt, ist im Vergleich zur traditionellen Lotoshaltung leicht zu erlernen und wird Ihnen immer gute Dienste erweisen. Sie verbessert auch die Beweglichkeit der Hüftgelenke und stimmt sie auf die Lotoshaltung ein. Wie Sie der Abbildung entnehmen können, sitzen Sie in dieser Haltung am Boden, und die Knie sind so abgewinkelt, dass die Füße vor den Leisten liegen, der eine vor dem anderen. Die Hände liegen auf den Oberschenkeln oder Knien. Sie können die Lage der Füße so variieren, dass es für Sie bequem ist. Die Füße müssen nicht genau auf gleicher Höhe

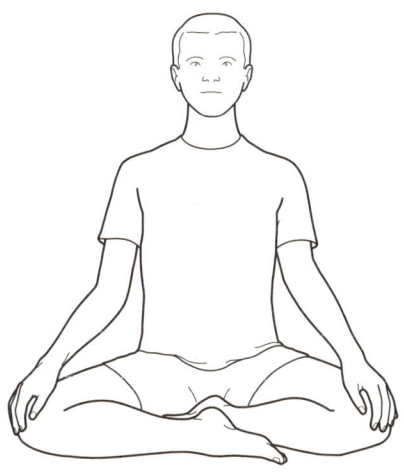

Burmesische Haltung

liegen, Sie können sie auch ein wenig aneinander vorbeischieben, bis die Fersen auf der Höhe der Knöchel sind. Passen Sie die Winkel so an, dass die Knie am Boden liegen können.

In der burmesischen Haltung müssen Sie darauf achten, dass die Beine am Boden bleiben. In der vollen oder halben Lotoshaltung werden die Knie ganz von selbst auf den Boden gedrückt, das ist in der burmesischen Haltung nicht so. Es kann eine Weile dauern, bis Sie in dieser Position bequem sitzen können. Vielen gelingt es nicht gleich, die Beine ohne besondere Mühe am Boden zu halten, aber seien Sie unbesorgt, das bessert sich mit der Zeit. Wenn Sie bereits meditieren, rate ich Ihnen, zu dieser Haltung überzugehen.

Die halbe Lotoshaltung

Nehmen Sie zunächst die burmesische Haltung ein. Sitzen Sie entspannt und aufrecht. Heben Sie den linken Fuß gemäß der Abbildung auf den rechten Unterschenkel und ziehen Sie ihn zum Körper heran, bis er in der Leiste liegt. Den rechten Fuß schieben Sie bequem in die linke Kniekehle. Das linke Bein nimmt jetzt die Lotoshaltung ein. Passen Sie Ihre Haltung so an, dass Sie aufrecht sitzen können.

Wenn Ihr linkes Knie nicht am Boden bleiben will, drücken Sie sanft mit der linken Hand darauf. Halten Sie es ungefähr eine halbe Minute so und wiederholen Sie das Ganze. Lassen Sie das Knie nicht auf und ab schwingen. Danach probieren Sie die Haltung auch mit dem anderen Bein.

Machen Sie sich keine Gedanken, wenn die Knie nicht am Boden oder auf der Matte bleiben wollen. Mit der Zeit wird es Ihnen leichter fallen.

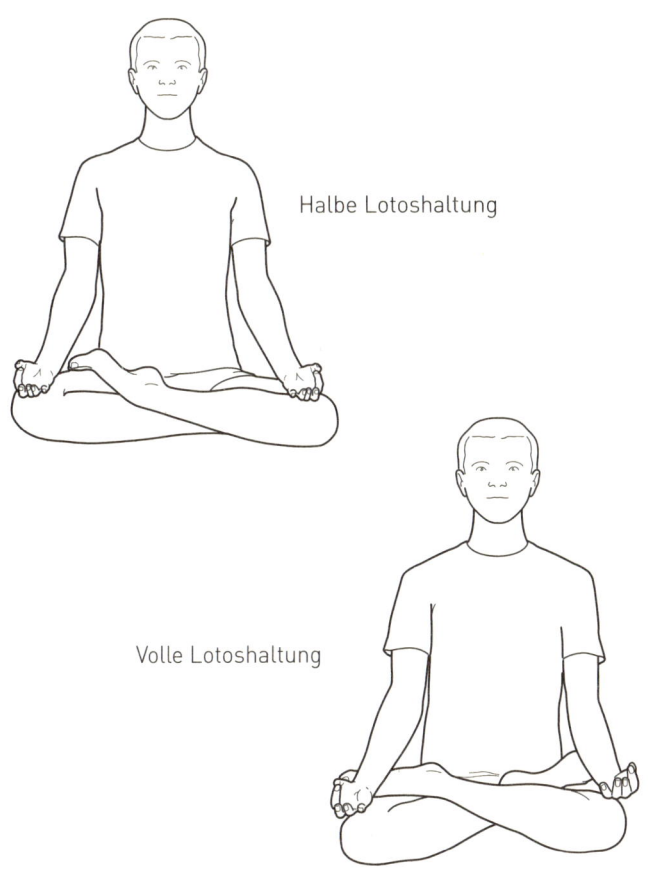

Halbe Lotoshaltung

Volle Lotoshaltung

Die volle Lotoshaltung

Diese Haltung probieren Sie am besten erst aus, wenn Sie sich schon an längere Sitzzeiten gewöhnt haben. Sofern Sie Probleme mit Hüften oder Knien haben, ist diese Haltung wahrscheinlich nicht für Sie geeignet.

Setzen Sie sich auf ein Kissen oder eine gefaltete Matte, um die Hüften etwas erhöht zu positionieren, die Beine stehen zunächst parallel mit angewinkelten Knien. Lassen Sie die Knie durch eine Drehung in den Hüftgelenken zur Seite sinken. Sie halten den Rücken gerade und ziehen den rechten Fuß auf den linken Oberschenkel.

Entspannen Sie das ganze rechte Bein. Fassen Sie jetzt den linken Fuß und Unterschenkel mit beiden Händen, um den Fuß über den rechten Unterschenkel hinauf zum rechten Oberschenkel zu heben. Jetzt nehmen Sie die volle Lotoshaltung ein. Das linke Knie liegt vielleicht nicht ganz am Boden auf, aber keine Sorge, mit ein bisschen Übung wird auch das gelingen. Sitzen Sie in stabiler, aufrechter Haltung noch ein wenig weiter. Die beste Position ist unschwer zu finden, wenn Sie auf Ihren Atem achten und die Haltung suchen, in der er leicht und mühelos schwingt. Die Hände ruhen mit den Innenseiten nach oben auf den Knien oder werden im Schoß zusammengelegt. Nehmen Sie diese Haltung anfangs immer nur für kurze Zeit ein; je beweglicher Ihre Hüftgelenke werden, desto länger können Sie in ihr bleiben.

Die Meditation

Die Meditation beginnt damit, dass Sie auf Ihren Atem achten. Wenden Sie sich innerlich dem Atem zu. Mit jedem Ausatmen entspannt sich der Körper ein wenig mehr.

Nachdem Sie Ihren Atem einen Weile einfach verfolgt haben, beginnen Sie jedes Einatmen mit dem Wort »hier« zu begleiten. Beim Ausatmen sagen Sie »jetzt.« Bleiben Sie bei diesem Doppelmantra: »hier« beim Einatmen, »jetzt« beim Ausatmen. Sie müssen die Wörter nicht sprechen, es genügt, sie innerlich zu hören.

Machen Sie die Wörter zum Brennpunkt Ihrer Aufmerksamkeit, lassen Sie sich nicht in andere Gedanken verwickeln. Anfangs wird es wohl so sein, dass sich Ihr Kopf mit allerlei Plänen, Einschätzungen und sonstigen Ablenkungen einzumischen versucht. Wenn Sie wirklich einmal abgeschweift sind, brauchen Sie sich überhaupt keine Vorwürfe zu machen, und lassen Sie sich erst gar nicht darauf ein, enttäuscht zu reagieren. Vermerken Sie einfach die Abschweifung, um dann sofort zu »hier« und »jetzt« zurückzukehren.

Lassen Sie sich vom Atem und vom Mantra im gegenwärtigen Augenblick halten. Driften Sie nicht ab und dösen Sie nicht ein. Bleiben Sie ganz beim Atem und beim Mantra.

Mit dieser Meditation bekommen wir erste Eindrücke davon, wie wir unsere innere Erfahrung selbst steuern können und wo unsere unbewussten Gewohnheiten liegen. Sie werden bald herausfinden, was Sie stört und von der Meditation abhält. Immer wenn Ihnen solch ein Muster auffällt, haben Sie wieder etwas über sich erfahren.

Sie werden Ihre Meditation fortsetzen und darin bald zu einer wunderbaren Ruhe finden. Es ist ein Zustand gelassener Bewusstheit. Erwarten Sie keine transzendenten Verzückungszustände, halten Sie gar nicht erst Ausschau danach. Diese innere Ruhe wird als »Entspannungsreaktion« bezeichnet; sie ist von erheblichem Nutzen für die Gesundheit, insbesondere reduziert sie die Stressanfälligkeit, reguliert den Blutdruck und stärkt das Immunsystem. Vielleicht stellen Sie auch fest, dass Sie geistig klarer werden und sich insgesamt wohler fühlen.

Meist wird empfohlen, mindestens zwanzig Minuten am Tag zu meditieren. Wenn Ihnen das nicht von Anfang an möglich ist, versuchen Sie es zunächst mit fünf Minuten. Das klingt vielleicht nach gar nichts, aber sehen Sie doch erst einmal zu, dass Sie sich diese Zeit als Minimum setzen, bevor Sie Größeres anpeilen. Ein bisschen Meditation ist besser als gar keine.

Visualisierungsmeditation zum Abnehmen

Nach meiner Erfahrung sind Gewichtsziele leichter zu erreichen und zu halten, wenn wir Visualisierung und Meditation miteinander verbinden. Aufgrund zahlreicher Untersuchungen wissen wir, dass die bildliche Vorstellung eines Idealzustands den Heilungsprozess unterstützen und sportliche Leistungen verbessern kann. Dann wird sie doch sicher auch dem Fettabbau dienen und dadurch Ihrer Motivation Auftrieb geben. Ihre Zukunft wird nicht zuletzt von Ihren Gedanken gestaltet – Ihr jetziges Denken und Fühlen bestimmt, was Sie künftig tun werden. Wenn Sie Ihre Vorstellungskraft einsetzen, um bewusst ein neues Denken einzuüben, kommt das einer geistigen Neuprogrammierung gleich. Das ist deshalb so wichtig, weil Ihr Handeln zum Großteil von dem Bild bestimmt wird, das Sie von sich selbst haben. Bei manchen Menschen steht das angestrebte Gewichtsziel einfach in Widerspruch zu ihrem gegenwärtigen Selbstbild, und dann sind sie eher traurig und voller Zweifel als motiviert und optimistisch. Dem können Sie mit dieser Übung abhelfen.

Sie werden Ihre geistige Kraft einsetzen, um Ihre Gewichts- und Fitnessträume zu verwirklichen. Sehen Sie zu, dass Sie bei der Übung wirklich alles aufbieten, was Ihnen an Wunschkraft und Überzeugung zur Verfügung steht. Lassen Sie in sich die Gewissheit wachsen, dass Sie dabei sind, Ihren Körper mit der Kraft des Geistes zu gestalten.

Ich werde Ihnen eine Visualisierungsmeditation darstellen, die sich die immense Kraft des Denkens und der Intention zunutze macht, um Ihnen zur Fettreduzierung und zum Gewichtsverlust zu verhelfen. Je überzeugter Sie sind, desto mehr wachsen die Kraft und Tiefenwirkung Ihrer Gedanken in Richtung Ihrer Intentionen. Bei der Visualisierung ist es ganz wichtig, dass Sie in einer positiven Haltung bleiben und sich durch nichts davon abbringen lassen. Wenn Sie innerlich abschweifen oder wenn sich negative Gedanken und Zweifel einschleichen, holen Sie Ihren Geist einfach zur Visualisierung zurück. Ich habe an mir selbst festgestellt, dass etwas in mir offenbar doch noch nicht ganz an den Erfolg glaubt, wenn es mir schwerfällt, bei einem Ziel zu bleiben oder es mir vorzustellen. Wenn es mir aber gelingt, mir glaubwürdig auszumalen, dass die Sache klappen wird, kann ich sicher sein, dass es tatsächlich funktioniert. Wichtig ist also bei dieser Meditation, dass Sie Zweifel und Pessimismus abschütteln und die positive Einstellung regelrecht einüben. Es lässt sich nicht vermeiden, dass der eine oder andere Gedanke auftaucht, doch dann lassen Sie einfach wieder davon ab und wenden sich erneut der Übung zu. Sie dürfen sich natürlich darüber freuen, dass es Ihnen gelingt, diese Dinge einfach sich selbst zu überlassen, aber verweilen Sie nicht dabei, lassen Sie sich nicht ablenken. Man kann nur staunen, wie die Gesetze der Anziehung hier wirken.

Das Ganze soll aber auch Freude machen. Der Hang, zu viel zu essen, und das daraus resultierende Übergewicht sind das Ergebnis falscher Essgewohnheiten über viele Jahre. Das alles kommt manchmal aus einer inneren Quelle, an der dann etwas geändert werden muss. Ein unwiderstehlicher Essdrang kann mit Kränkungen oder dem Bedürfnis nach Zuwendung zu tun haben. Manche Menschen, die sich ungeliebt fühlen, suchen dann irgendeinen Ersatz. Das Essen bietet sich als naheliegende Alternative an, denn wir verbinden es ja von Geburt an mit unserer Mutter und ihrer fürsorglichen Liebe. Wenn wir irgendeinen Kummer hatten, liefen wir zu unserer Mutter, und manche wurden dann immer wieder mit etwas Essbarem getröstet. All das installiert in uns ein Programm, das uns eingibt, Essen mit Trost und Zuneigung gleichzusetzen.

Es kann sich aber auch um eine echte und ganz eigene Neigung handeln, die sich einfach mit der Zeit bildet, und hier geht meine Hand nach oben. Das kann so weit gehen, dass die Planung der nächsten Mahlzeit zu den Höhepunkten des Tages zählt. Dann wird es Zeit, das Programm umzuschreiben und neue Gewohnheiten und Ziele positiv zu belegen. Deshalb ist es wichtig, dass Sie Ihre Meditation wirklich mit Freude üben.

Machen Sie die Übung einmal jeden Tag, und Sie werden bald staunend kleine Veränderungen bei Ihren Ess- und Bewegungsgewohnheiten, aber auch in Ihrem Seelenleben verzeichnen können. Manchmal fallen einem solche Veränderungen erst nach Tagen auf, doch dann wird uns klar, dass wir eine Verbesserung erreicht haben.

Freisetzung der Energie

Nehmen Sie nun Ihre bevorzugte Meditationshaltung ein oder legen Sie sich hin. Machen Sie es sich bequem. Schließen Sie die Augen, entspannen Sie sich. Richten Sie Ihre Aufmerksamkeit auf den Atem, und nehmen Sie sich ein paar Augenblicke, um ganz darin zur Ruhe zu kommen.

Jetzt sind Sie an Körper und Geist entspannt und können zum ersten Teil der Übung übergehen, der Energiefreisetzung. Hier geben Sie Ihrem Körper den Auftrag, seinen Energiebedarf in erster Linie aus den Fettreserven zu decken.

Stellen Sie sich ein strahlend weißes Licht vor, das in Ihren Körper eintritt.

Stellen Sie sich vor, dass dieses weiße Licht, an den Füßen beginnend, ein kühles, lösendes Kribbeln mit sich bringt und Ihren Körper anregt, die in den Fettzellen gespeicherte Energie freizusetzen. Begleiten Sie das mit einer positiven Selbstverständlichkeit, ungefähr wie beim Abheben von Geld bei der Bank. Ihre Fettzellen gehören zu Ihnen, Sie müssen ihnen also mit einer guten Haltung begegnen, schließlich möchten Sie ja, dass sie auf Sie hören.

Visualisieren Sie dieses Licht, wie es sich in Ihrem Körper ausbreitet und das festliegende Fett in Zucker umwandelt, der vom Blutstrom getragen wird. In allen Bereichen, die das Licht erreicht, ergeht an die Fettzellen der Befehl, dass sie Ihnen von jetzt an als primäre Energiequelle dienen werden und im Laufe des Tages alle in ihnen enthaltene Energie freizugeben haben. Dadurch wird Ihr Zuckerspiegel immer so hoch sein, dass Sie gar nicht viel essen müssen, um ein hohes Energieniveau zu halten.

Sehen Sie das Fett wegschmelzen, während das Licht die Beine hinauf und über den Bauch wandert.

Diese Bilder sollen Ihnen Freude bereiten, das wandernde Licht, das abschmelzende Fett und die neu hervortretenden Körperformen.

Wenn ein Bereich besonderer Zuwendung bedarf, verweilen Sie ruhig eine Weile dort. Wahrscheinlich spüren Sie, dass es einige Zeit dauert, bis alle Zellen das Licht einlassen und die Signale aufnehmen.

Wenn Ihr Körper ganz in dieses Licht getaucht ist, stellen Sie sich ihn hell wie die Sonne vor, sodass Ihre Körperform kaum noch zu erkennen ist. Denken Sie jetzt ganz fest an alles, was Sie erreichen möchten – Sie wollen abnehmen, gesund sein, mehr Energie haben und überhaupt Ihr Leben ändern. Richten Sie sich ganz auf diese Ziele aus, und dann atmen Sie tief durch.

Stellen Sie sich vor, dass das Licht verblasst und unsichtbar wird. Sehen Sie sich so, wie Sie jetzt wieder hervortreten möchten. So *sind* Sie in Wahrheit, und Ihr gesamtes Sein wird dafür sorgen, dass es so wird, es ist lediglich eine Frage der Zeit. Es wird so kommen, muss so kommen – wie bei einem Computerprogramm oder Naturgesetz. Visualisieren Sie sich als gesund und fit, sehen Sie Ihre körperliche Erscheinung genau so, wie Sie sie haben möchten.

Freuen Sie sich an diesem Moment des Erfolgs, und dann lassen Sie ihn los. Dehnen Sie Ihren Geist durch, entspannen Sie ihn, lassen Sie ihn klar werden. Lassen Sie sich Zeit für die Rückkehr in die Welt ringsum.

Dann öffnen Sie langsam die Augen und nehmen Ihre Umgebung wahr. Lassen Sie die Übung auf sich beruhen, ohne weiter über sie nachzudenken. Folgen Sie einfach wieder Ihrem Tagesablauf in dem Vertrauen, dass die Übung unterbewusst nachwirkt. Das Ideal steht jetzt vor Ihrem inneren Auge und wird Ihr Denken und Tun leiten.

Was man von der Meditation erwarten kann

Mit dieser Visualisierung werden Sie natürlich nicht über Nacht abnehmen, aber sie wird zu den wichtigen Instrumenten in Ihrem Werkzeugkasten für das Abnehmen gehören. Es hat sich immer wieder gezeigt, dass eine von der Intention geleitete Visualisierung tatsächlich etwas bewirkt, und zwar deshalb, weil das Unbewusste diese Anstöße aufgreift und fest verankert, sodass sie Realität werden können. In diese Richtung zielt auch die bereits genannte Studie von Jean Kristeller und Ruth Quillian-Wolever, in der es um die Frage ging, ob Achtsamkeitsmeditation ein wirksames Mittel bei der Behandlung von Menschen mit Essstörungen und deren Folgen sein kann. Laufende Studien machen zunehmend deutlich, dass Achtsamkeit und eine nicht urteilende Grundhaltung besonders wichtig für gesunde Essgewohnheiten sind.

Die Verknüpfung von Visualisierung und Meditation ist deshalb so wirksam, weil sie auch für geistige und körperliche Entspannung sorgt und jedes positive Umdenken dadurch eine größere Chance hat, sich zu festigen. Meditation, so heißt es, mache das Gehirn auch »plastischer«, wohl in dem Sinne, dass neue neuronale Verbindungen beziehungsweise Verschaltungen leichter angelegt werden können. Auf diesem Weg lernen wir, unser Gehirn so umzuprogrammieren, dass es uns bei Veränderungen zum Besseren unterstützt. Visuell vermittelte Botschaften wirken wie Autosuggestion auf unterbewussten Schichten, deshalb ist eine positive, zuversichtliche Haltung so wichtig bei diesen Visualisierungen. Vergessen Sie nie, sich zu Ihren Fortschritten zu beglückwünschen, zu der Disziplin, die Sie sich durch Meditation erarbeiten, und natürlich für jede Gewichtsreduzierung.

Belohnungen

Um Ihre Motivation lebendig zu halten, empfiehlt es sich, jede Ihrer Zen-Veränderungen an eine Belohnung zu knüpfen beziehungsweise als Schritt zu einer noch größeren Belohnung zu betrachten. Bei manchen wirkt das sehr gut, bei anderen längst nicht so. Am meisten Erfolg hat man mit Belohnungen, die irgendwie mit dem Primärziel verknüpft sind. Nehmen wir an, Sie hätten sich immer schon mal einen Wanderurlaub in den Pyrenäen gewünscht, aber noch nie eine Gelegenheit dazu gefunden. Jetzt könnten Sie sich diesen Urlaub zur Belohnung aussetzen. Allerdings hat das einen kleinen Haken. Sie bereiten alles vor, kundschaften die Routen aus – aber Sie müssen natürlich auch entsprechend fit sein. Es soll der Wanderurlaub Ihres Lebens werden, doch Sie wollen natürlich nicht, dass Ihnen auf halbem Weg die Puste ausgeht und das Ganze dann eine mühsame Plackerei wird. Deshalb gehen Sie jetzt jeden Tag eine Strecke und bauen Ihre Ausdauer auf. Ist das nicht bereits eine wunderbare Zen-Veränderung? Sie marschieren einfach jeden Tag ein paar hundert Meter mehr, bis es auf einmal einige Kilometer sind. Es kann sein, dass Sie mehrere Monate brauchen, um das hinzubekommen, aber schließlich geht Ihr Gewicht zurück, und Ihr Gott ist Ihnen hold. Bald haben Sie sich an die täglichen Fußwege gewöhnt und müssen sich dabei nicht mehr anstrengen. Und wenn Sie dann aus dem Urlaub zurück sind, können Sie sich Ihr nächstes großes Zen-Ziel stecken – Belohnung inklusive!

Eine weitere Form, sich zu motivieren, kann bei der kleinen Leckerei ansetzen, die Sie sich täglich gönnen. Mal angenommen, es handelte sich bei Ihnen um einen stattlichen Eiskaffee mit weißer Schokolade und Schlagsahne am Vormittag. Der hat circa 750 kcal (3140 kJ) und 21 Gramm Fett (im Ernst!). Sie könnten ihn vielleicht weglassen und dafür grünen Tee trinken und die gesparten rund 3 Euro in den Sparstrumpf für das neue Mofa oder Ihre Karibikreise stecken. Nach einem Jahr werden Sie 273 750 kcal (1 146 137 kJ) eingespart und zwischen 4 und 5 Kilo Fett verbrannt haben – und das alles ohne großen Aufwand, einfach durch das Ersetzen eines Getränks durch ein anderes. Allerhand, oder? Und obendrein bleiben noch die gesparten 1100 Euro für Reisen in wärmere Gegenden übrig. Da haben Sie die Power von Zen Food – kleine Änderung, großer Lohn. Ach ja: Trinken Sie am Strand nicht zu viele Dickmacher.

Die Verknüpfung Ihrer Bemühungen mit Belohnungen hat den Vorteil, dass Sie den Aufwand dann tatsächlich als lohnend empfinden. So machen Zen-Veränderungen mehr Spaß und werden leichter zu einer dauerhaften neuen Lebensform. Sie werden nach der Heimkehr von Ihrem Urlaub vermutlich nicht zu den schmerbauchfördernden Kalorienbomben zurückkehren wollen. Sie werden lieber bei Grüntee oder Cola light bleiben wollen und die nächste Herausforderung suchen, vielleicht mehr Bewegung oder weniger Zucker in Ihren Süßspeisen. Das zeigt, dass Sie wirklich auf dem Weg zu Ihrem gesunden Idealkörper sind.

Belohnungen funktionieren nach einem Prinzip, das in der Psychologie »positive Verstärkung« genannt wird. Ihr Unterbewusstsein verzeichnet die Belohnung und gibt Ihnen ein, das zu ihr führende Verhalten zu wiederholen. Da arbeitet Ihr Geist wirklich einmal *für* Sie!

Was kommt denn als Belohnung sonst noch infrage? So gut wie alles: Geschenke, Urlaube, freie Tage, Wellnessmaßnahmen – was Sie sich nur wünschen können. Außer Essen natürlich. Auf diese »Prämie« müssen Sie einfach strikt verzichten. Würden Sie sich als Belohnung fürs Abnehmen Sahnetorte versprechen, erlebten Sie ein Fiasko. Gewichtsprobleme bekommen wir ja überhaupt nur deshalb, weil wir uns mit Essen belohnen, anstatt es vor allem als »Brennstoff« zu sehen. Belohnen können Sie sich mit Essbarem nur dann, wenn es sich um etwas sehr Gesundes handelt. Ihr Auto »belohnen« Sie ja auch nicht mit Kerosin, das bekäme ihm einfach nicht. Sie geben ihm genau das, womit es am besten funktioniert. Und so halten Sie es mit Ihrem Körper auch.

ANHAFTUNG UND
DIE KUNST DES LOSLASSENS

Gewohnheiten aufzugeben und durch neue und bessere zu ersetzen, darum geht es in diesem Buch. Da müssen wir lernen loszulassen, wir müssen uns von Anhaftungen lösen. Doch wie soll das gehen? Schließlich sehen wir ja ringsum, dass eher das Anhaften und Halten die Regel, geradezu ein Naturgesetz ist.

Die Schwerkraft zum Beispiel hält die Dinge auf der Erde fest, und was ihr entfliehen will, etwa eine Rakete, muss zuerst auf Fluchtgeschwindigkeit gebracht werden, und die beträgt im Fall der Erde gut 40 000 Kilometer pro Stunde. Um auf diese Geschwindigkeit beschleunigt werden zu können, muss die Rakete sehr viel Treibstoff mit sich führen, aber je mehr Treibstoff sie hat, desto mehr davon braucht sie natürlich auch zum Abheben.

Die Menschen sind in einer vergleichbaren Lage. Je mehr wir etwas loswerden möchten, desto größer ist der Wunsch, es zu behalten – und die Erfüllung des Wunschs wird immer weniger wahrscheinlich! Das Raketenproblem konnte schließlich gelöst werden. Man baute sie leichter und aerodynamischer, vor allem aber aus Stufen. Wenn eine Stufe ausgebrannt ist, löst sie sich von der Rakete und muss dann nicht mehr mit beschleunigt werden. Mit jeder ausgebrannt zurückbleibenden Stufe wird die Rakete leichter. Analog können auch wir das Problem lösen, uns etwas zu wünschen, was wir nicht haben. Auch wir können etwas »abwerfen«. Wir können lernen, uns von bestimmten Dingen zu lösen. Unser Geist zieht uns immer wieder zu bestimmten Ereignissen, Erinnerungen, Befürchtungen und Plänen. Wir sorgen uns um Geschehnisse, die wir nicht noch einmal erleben möchten, und wir verstricken uns in Fantasien über Ereignisse, die nicht eintreten sollen.

Aber wie machen wir uns frei von unseren Wünschen? Wir möchten ja gemäß unseren Gefühlen leben, nur sollen sie uns nicht beherrschen. Setzen wir also die Strategie des Abwerfens unserer Antriebsstufen ein. Die sicht in diesem Fall so aus, dass wir unsere Wünsche von den Objekten abziehen und sie damit abfallen lassen. So können wir den Weg zu unserem eigentlichen Ziel fortsetzen, und dazu nutzen wir die Energie, die wir bisher in unsere Wünsche gesteckt haben.

Wir müssen also lernen, von den Dingen zu lassen. Wenn wir uns als übergewichtig sehen, müssen wir uns davon lösen. Wenn wir es gewohnt sind, den Bus zu nehmen, weil es da immer warm ist und man sich so schön entspannen kann, müssen wir uns, wenn wir jeden Tag zu Fuß gehen möchten, auch davon verabschieden. Vor allem gilt es natürlich, allzu kalorienreichen oder ungesunden Nahrungsmitteln Lebewohl zu sagen. Das kann schwierig sein, wenn solche Produkte ihren festen Platz in unserem Tagesablauf oder in unserem Umgang mit anderen haben – oder wenn wir sie besonders gern mögen. Ich zum Beispiel trinke für mein Leben gern Cola, aber sie greift meine Zähne an, wie ich selbst weiß, wie mein Zahnarzt weiß und wie auch allgemein bekannt ist. Leider ist sie mir so ans Herz gewachsen, dass ich sie fast automatisch bestelle. Eigentlich will ich Cola aufgeben, aber dann und wann werfe ich meine Entscheidung um oder finde Gründe für eine Ausnahme. Wenn ich wirklich frei sein möchte, muss ich mich ganz und gar davon lösen. Ich muss meine »Verbindung zu Cola« kappen und darf einfach nicht mehr an die Wonne denken, die sie mir bereitet, sondern muss konsequent zu Mineralwasser greifen.

Wie erreicht man aber diese Ablösung? Es gibt keine direkte Antwort, und es ist auch schwierig, das Vorgehen zu umschreiben. Man bemüht sich und findet dann seinen eigenen Weg. Dennoch, ein paar Anhaltspunkte wären da schon zu nennen.

Wiederholung ist die Mutter des Erfolgs

Wer sich von Dingen lösen möchte, die er nicht mehr braucht – von schmerzlichen Begebenheiten in der Vergangenheit bis zu Gewohnheiten, die man besser ablegt, wenn man abnehmen möchte –, wird feststellen, dass es immer leichter wird, wenn man nur dranbleibt. Die ersten Male, dass man die Veränderung durchsetzt, sind am schwierigsten. Man stellt fest, dass man im Loslassen nicht sehr geübt ist, es tut erst einmal weh. Es ist ungefähr wie beim Eintauchen in kaltes Wasser: Erst ist es sehr kalt, dann gewöhnt man sich daran und empfindet es nicht mehr so kalt.

Seien Sie selbstbestimmt

Wenn es uns gelingt, von etwas zu lassen, regt sich eine tiefe Freude. Es gibt uns mehr Macht über uns selbst, wenn wir sehen, wie sich unser Leben ändert und wir in uns selbst Glück finden. Sie stoßen auf Ihr wahres Ich und können aus dieser Position heraus immer selbstverantwortlicher für Ihre Gesundheit sorgen. Die Fähigkeit loszulassen ist somit die beste »Nahrungsergänzung« überhaupt. Sie werden befähigt, sich von Gewohnheiten zu lösen, die Ihre Zeit rauben und Ihre Vitalität untergraben. Wenn Sie etwas lockt, von dem Sie sich eigentlich lösen möchten, dann versäumen Sie nicht, Ihre Freiheit zu genießen, wenn Sie dem Drang dann widerstanden haben. Fühlen Sie es, genießen Sie es – und dann tun Sie etwas anderes.

Vorsicht bei Tigerbabys!

Ein ganz wichtiges Prinzip auf dem Weg der Selbstbeherrschung besteht darin, abträglichen Gelüsten Paroli zu bieten,
solange sie noch klein und schwach sind. Wenn man sich als
Mann eine glückliche Ehe wünscht, ist es zumeist keine gute
Idee, stets nach anderen Frauen Ausschau zu halten oder sich
Pornofilme anzusehen. Man mag sich einreden, letztere Angewohnheit sei ganz harmlos, insbesondere wenn die eigene Frau
noch nicht einmal etwas dagegen einwenden sollte. Aber der
Hang dazu wird zunehmen. Je mehr man sich Seitensprungge-
danken und sexuellen Fantasien hingibt, desto schneller werden
echte Wünsche daraus. Man wird seine Bedürfnisse nach amou-
rösen Abenteuern vielleicht nicht gleich ausleben, aber der
Drang dazu wächst. Alles, worauf wir uns ausrichten, wird stärker. Solche Angewohnheiten, in denen wir einen größeren
Drang im Kleinen ausleben, sind wie der Kauf eines Tigerbabys
oder eines süßen kleinen Krokodils. Die Tiere sind ja wirklich
putzig – aber sie wachsen. Sie mögen das für eine schnurrige
Idee halten, aber in London gibt es zum Beispiel wirklich Leute,
die sich solche Tiere anschaffen, wenn sie klein sind, und die es
dann nicht fassen, dass sie auch einmal groß werden und Appetit
auf ihren Besitzer bekommen. Im Londoner Kanalsystem sollen
sich etliche Krokodile tummeln, die aus Dummheit angeschafft
und dann irgendwann auf diese unverantwortliche Weise »entsorgt« wurden.

Das mögen wir vielleicht mit einem Kopfschütteln zur Kennt-
nis nehmen, doch tatsächlich begehen wir selbst, was unsere
Gewohnheiten angeht, im Prinzip immer wieder derart fatale
Fehler. Dabei kennen wir uns alle mit scheinbar harmlosen

Angewohnheiten aus, die mit der Zeit zu Schlimmerem führen können. Wenn Sie also einen starken Drang zu etwas Bestimmtem verspüren und dem mit etwas harmlos Scheinenden Abhilfe schaffen möchten, dann achten Sie gut darauf, dass es kein Tigerbaby ist, das Sie irgendwann fressen könnte. Wenden Sie derlei Tendenzen ab, wenn das Baby noch klein und ohne großen Kampf zu überwinden ist. Wenn Sie sich zum Beispiel am Wochenende nicht überessen möchten, dann entscheiden Sie sich eben gar nicht erst für das All-you-can-eat-Restaurant oder das Buffet beim Chinesen. Schon an diesem Punkt müssen Sie Standfestigkeit beweisen, denn wenn Sie mit dem Vorsatz dort hingehen, sich gesund und maßvoll zu ernähren, steht Ihnen vermutlich ein schwerer Kampf bevor. Und die Portionen Ihrer Mahlzeiten daheim sollten Sie schon beim Einkauf bemessen, nicht erst beim Kochen. Wenn Sie je versucht haben, nur ein kleines Stückchen von der großen Tafel Schokolade oder nur ein paar Erdnüsse aus der XXL-Packung zu essen, dann wissen Sie sicher, wie klug es ist, den Anfängen zu wehren. Gehen Sie erst gar nicht dran.

Wie die Lotosblüte sein

In vielen spirituellen Traditionen der Welt steht die Lotosblüte für die Fähigkeit, sich von Anhaftungen zu lösen. Diese universale Symbolik beruht darauf, dass Seerosen aus dem Schlamm am Grund eines Gewässers hervorwachsen und sich zu großer Schönheit entfalten. Die Knospe entsteht am Boden im Dunkeln und wächst dann langsam, aber kontinuierlich dem Licht und der Wasseroberfläche entgegen, wo sie sich zu einer wunderschönen Blüte öffnet. Da alles Irdische letztlich der Erde entspringt, könnte man die Lotosblüte als Symbol des Lebens überhaupt sehen. In spiritueller Hinsicht wird der Lotos gern als Sinnbild der Selbsttransformation angeführt, streben wir doch nach Verwandlung unserer selbst in etwas Höheres und Schöneres.

Die Schönheit einer geöffneten Lotosblüte ist bereits im Knospenstadium angelegt: unten im dunklen Schmutz und Schlamm. Genauso ist der Schlüssel zur Erleuchtung bereits in uns angelegt, und sie bedarf abgesehen vom Milieu eigentlich keiner externen Zutaten. In kosmischen Dimensionen verweist diese Symbolik auf die Geburt des Universums und den ewigen großen Sonnenzyklus, dem alles Leben auf der Erde zu verdanken ist. Schließlich ist im Bild des Lotos auch die in der materiellen Welt verborgene spirituelle Realität erfasst und die Möglichkeit, diese von hier aus zu erfahren. Und da bei einem Lotos Knospen, Blüten und Samenkapseln an derselben Pflanze sein können, steht sie auch noch für die Einheit von Vergangenheit, Gegenwart und Zukunft.

Aber das eigentlich Beeindruckende an dieser Pflanze und damit auch der Kerngehalt der Symbolik liegt darin, dass sie immer rein und unbefleckt bleibt. An den Blütenblättern bleibt weder Schlamm noch Wasser haften, alles rollt von ihnen ab, und die Blüte bleibt klar und rein. Diese Fähigkeit, so erkannten es bereits die spirituellen Meister früherer Zeiten, braucht auch der Mensch. Könnten wir wie die Lotospflanze mit ihrer Schönheit und ihrem Duft von allem »Beschmutzenden« ringsum unberührt bleiben, wie segensreich würden wir auf die Welt ringsum wirken!

So lehrt uns die Lotospflanze also, dass wir uns rein und unbefleckt halten müssen, wenn wir etwas Schönes hervorbringen möchten. Wir brauchen die Fähigkeit, die Dinge einfach über uns hinwegrauschen zu lassen. Wenn es also wieder einmal nötig wird, etwas einfach von sich abrollen zu lassen, was sonst an Ihnen haften würde, dann denken Sie an die Lotospflanze und die Schönheit, der Sie entgegenstreben, wenn Sie Schmutz und Schlamm hinter sich lassen.

Das Ziel im Auge behalten

Die Loslösung gelingt am besten durch die klare Ausrichtung auf das eigentliche Ziel. Viele ringen mit Zielkonflikten, und das schmälert ihre Chancen, ihr eigentliches Ziel zu erreichen. Manch einer tritt zum Beispiel in eine Firma ein, weil er eine angebotene Stellung einfach als Möglichkeit zum Erreichen eines besseren Lebensstandards sieht, doch dann nimmt das Konkurrenzdenken überhand, und er kämpft den Rest seines Lebens darum, es bis an die Spitze zu schaffen. Manche schuften sich nun schier zu Tode, um materielle Reichtümer anzuhäufen, aber ihre Ehe bleibt dabei auf der Strecke.

Und beim Essen kann es so sein, dass man zu sehr dem Lustprinzip folgt, anstatt den Körper mit dem zu versorgen, was ihm am besten als Brennstoff dient. Wenn Ihr Vorhaben zu verschwimmen droht, dann lösen Sie sich einfach von zweitrangigen Zielen, um bei dem zu bleiben, was Sie eigentlich wollen. Bei der Auswahl Ihrer Speisen geht es Ihnen ja darum, den Körper mit allem Notwendigen zu versorgen, das aber mit möglichst wenig Kalorien, damit Fett verbrannt wird. Alle anderen Motive müssen hintangestellt oder fallen gelassen werden. Dieses Vorgehen ist nach meiner Erfahrung für jedes Ziel vorteilhaft.

Loslassen reduziert Stress

Die Arbeit macht bei den meisten Menschen den größten Teil ihres Lebens aus. Sie bindet den Löwenanteil der Energie und Aufmerksamkeit. Wenn man dann nach Hause kommt, schafft man es kaum, den Job in der Firma zu lassen, er ist so hartnäckig wie ein Stein im Schuh, sogar in der Freizeit. Noch im Bett fällt es manch einem schwer, sich von seinen Verpflichtungen und bevorstehenden Terminen zu lösen.

Für solche Menschen gilt es, das Loslassen zu lernen. Sobald wir uns von allzu Bedrängendem lösen und es auf Normalmaß zurückstutzen, kehren wir zurück in den Augenblick und sorgen uns nicht mehr ausschließlich um unfertige Berichte oder unbeantwortete E-Mails. Unser Stress verpufft. Und ein weniger gestresster Mensch arbeitet nicht nur besser, sondern er ist auch schlanker.

KAPITEL 2

ERNÄHRUNGSUMSTELLUNG

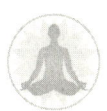

ERNÄHRUNGSGEWOHNHEITEN SINNVOLL NUTZEN

Der Mensch, heißt es, sei ein Gewohnheitstier. Bei allem, was wir tun, besteht ein natürlicher Hang zur Routine, auch dann, wenn wir das nicht bemerken. Viele Diäten suchen diese Tendenz zu nutzen und eine alte Ernährungsgewohnheit durch eine neue zu ersetzen, die aber meist *zu* neu und deshalb nicht durchzuhalten ist. Bei Zen Food geben wir Ihnen den Rat, einfach von Ihrer bisherigen Gewohnheit auszugehen und sie in kleinen Schritten zu verbessern: Es ist Zeit für eine Evolution, nicht Revolution des Essverhaltens.

Führen Sie sich Ihre jetzigen Essgewohnheiten einmal vor Augen. Wenn Sie die Gerichte auflisten, die Sie regelmäßig kochen, werden Sie vielleicht überrascht sein, dass es im Wesentlichen kaum mehr als zehn sind, die abwechselnd auf den Tisch kommen. Sicher gibt es noch ein paar, die selten vorkommen oder ausprobiert werden, aber bleiben Sie bei den Gerichten, die Sie immer wieder zubereiten. Berücksichtigen Sie auch, was Sie wiederholt im Restaurant wählen oder vielleicht mal »auf die Hand« kaufen.

Mit dieser Betrachtung Ihrer Ernährungsroutine tun Sie bereits viel für Ihre Diät. Das bloße Bewusstmachen wird Sie nämlich schon dazu veranlassen, dieses oder jenes allzu kalorienreiche Mahl auszulassen. Überlegen Sie einmal, was es für Ihr Gewicht bedeuten würde, eines dieser Gerichte regelmäßig durch ein schmackhaftes mit weniger Kalorien zu ersetzen. Das sieht vielleicht erst einmal nicht nach viel aus, aber denken Sie an den langfristigen Effekt, wenn Sie diesen Wechsel nur einmal die Woche vornehmen. Mit einer kleinen Veränderung sparen Sie vielleicht 1000 kcal (4187 kJ) pro Woche ein.

Im Anhang finden Sie eine Auswahl toller Rezepte, die ich selbst ausprobiert habe. Ich werte mit ihnen meine Ernährung auf und baue zugleich Fett ab. Sie sind allesamt eiweißreich und füllend, aber trotzdem kalorienarm. Man fühlt sich angenehm gesättigt, und die Sättigung hält auch vor, aber im Vergleich zu herkömmlichen Gerichten sparen Sie deutlich Kalorien ein.

Die Veränderung Ihrer Ernährungsweise besteht einfach darin, dass Sie jede Woche ein anderes Gericht aus meinen Rezeptvorschlägen wählen. Wenn Ihnen etwas schmeckt, wird es sicher ganz selbstverständlich Eingang in Ihre Ernährungsgewohnheiten finden. Alle Gerichte sind einfach und schnell zubereitet und können variiert werden. Wenn Sie Ihre Ernährung also ganz umstellen und nur noch nach den Vorschlägen dieses Buches kochen möchten, können Sie sie jederzeit variieren und Ihren neuen Alltag frisch und interessant halten.

Ernährungsgewohnheiten ändern

Wenn wir uns vor allem in der Zeit um Neujahr die Werbung im Fernsehen, in Zeitschriften, im Internet, an der Bushaltestelle oder in der U-Bahn ansehen, wissen wir, was ganz oben auf allen Listen von Vorhaben steht, nämlich abzunehmen und gesund zu leben. Doch oft wird da leider einfach nur eine weitere realitätsferne Diät beworben oder irgendein Produkt beziehungsweise ein Trainingsgerät, das von einer Berühmtheit empfohlen wird und das wir dann aber selbst nach dem Kauf doch nicht wirklich benutzen. Wie also können wir unsere Ernährung so umstellen, dass wir neue, bessere Gewohnheiten dauerhaft beibehalten? Die Antwort ist ein weiteres Mal »Kaizen« – die Kunst der kleinen, einfachen Schritte, die zu nachhaltigen Veränderungen führen.

Neues Denken, neues Essen

Die Veränderung unserer Essgewohnheiten beginnt mit dem Umdenken in Hinblick auf unsere Nahrungsmittel. Was bedeutet Ihnen das Essen? Ist es einfach ein »Betriebsstoff«? Ist es für Sie ein Quell der Lebensfreude? Gibt es Ihnen Anlass zu Bedenken? All diese Motive können wir in gute Ernährungsgewohnheiten umwandeln. Unsere Nahrung sollte einfach, frisch und lebendig sein, nahrhaft für Körper und Seele. Denken Sie aber nicht, »einfach« sei gleichbedeutend mit »fad« und »langweilig«, vielmehr ist darunter Folgendes zu verstehen:

- *Unverfälscht:* Unsere Nahrung sollte nicht mit Salz, Zucker, Süßungsmitteln und Zusatzstoffen meist chemischer Natur belastet sein. Sie brauchen das alles nicht, es verändert nur die natürliche Beschaffenheit der Nahrung. Gewürze können Sie beim Kochen nach Geschmack selbst hinzufügen.

- *Frisch:* Was wir essen, soll vorher nicht monatelang in Kühlräumen und ähnlichen Einrichtungen gelagert worden sein. Kaufen Sie alle ein, zwei Tage regional erzeugtes Obst und Gemüse. Der natürliche Lauf der Dinge besteht darin, dass Nahrungsmittel altern und verfaulen, wenn man sie nicht künstlich frisch hält. Tiefgefrorenes Obst und Gemüse ist im Zweifelsfall eine Alternative, weil es nach der Ernte meist rasch eingefroren wird und viel von seinen natürlichen Eigenschaften behält.

- *Unverarbeitet:* Der natürliche Nährwert soll unverändert bleiben – anders als bei Weißbrot, Nudeln aus Weißmehl und weißem Reis. Niemand verlangt, dass Sie so etwas nie wieder zu sich nehmen, aber versuchen Sie, vollwertigem Getreide den Vorzug zu geben, weil es Sie mit Vitaminen und Mineralstoffen versorgt und außerdem faserreich und daher sättigender und nicht zuletzt gut für die regelmäßige Verdauung ist. Fertiggerichte sollten Sie ganz meiden, sie sind voller Salz und Fett, weil sie schnell zuzubereiten sein und auch noch schmecken sollen.

- *Lesen Sie die Nährwertangaben:* Forschungen des Fred-Hutchinson-Krebsforschungszentrums in Seattle[8] haben ergeben, dass Leute, die die Nährwertangaben auf Lebensmittelpackungen lesen, etwa 5 Prozent weniger Fett zu sich nehmen als andere, die sich nicht dafür interessieren. Wenn etwas die

---

8 M. L. Neuhouser et al.: »Use of food nutrition labels is associated with lower fat intake«, in *Journal of the American Dietetic Association* 1999: 99 (1), S. 45–53.

Aufschrift »fettarm« trägt, kann es immer noch voller Salz, Zucker und anderer Übeltäter sein. Fertiggerichte prahlen gern mit ihren »weniger als 5 Prozent Fett«, aber sehen Sie lieber nach, was sonst noch drin ist.

Zurück in die Küche!

In diesen beschleunigten Zeiten greifen wir gern zu schnellen Lösungen. Allerlei Gerätschaften erledigen viele lästige Aufgaben rascher für uns, und die Mahlzeiten sind innerhalb von wenigen Minuten bereit – aber geht uns bei all der Geschwindigkeit nicht auch etwas Wesentliches verloren? Früher haben wir uns zum Essen an den Tisch gesetzt, was ist daraus geworden? Viele geben nur noch irgendein Fertiggericht in die Mikrowelle und nehmen es dann mit auf die Couch, um es dort vor dem Fernseher zu vertilgen. Sicher, wir tun das alle dann und wann, aber die traurige Realität sieht so aus, dass immer mehr Leute eher vor der Glotze oder dem Computerbildschirm essen, als sich mit ihren Lieben an den Tisch zu setzen, den Tag gemeinsam nach und nach hinter sich zu lassen und eine schmackhafte, gesunde Mahlzeit zu genießen.

Deshalb lautet eine unserer ersten Anregungen, die Sie ausprobieren und kultivieren sollten: Sehen Sie zu, dass Sie das Essen wieder interessant machen, und das betrifft nicht nur die Gerichte und ihre Zubereitung, sondern auch den Prozess der Nahrungsaufnahme selbst. Wenn Sie sich beim Essen ablenken, werden Sie es kaum richtig genießen können, und Sie merken unter Umständen gar nicht, wie viel Sie da möglicherweise in sich hineinstopfen. Decken Sie also den Tisch, machen Sie die gemeinsame Mahlzeit zu etwas Erfreulichem. Jeder kann dabei erzählen, was er den Tag über erlebt hat, so wird es ein entspanntes, vergnügliches Zusammensein, bei dem man auch über das Essen selbst spricht und jeden Bissen auskostet. Sollten Sie allein leben, lohnt es sich trotzdem, am Tisch Platz zu nehmen und das Essen zu genießen. Ich habe einmal etwas über eine bekannte Schauspielerin gelesen, die sagte, es sei ihr wichtig, den Tisch ansprechend und mit feinem Geschirr und Besteck zu decken und zum Abendessen ein kleines Glas Wein zu trinken. Sie sah nicht ein, weshalb sie sich selbst weniger wertschätzen sollte als Freunde, für die sie kochte. Es vermittelte ihr ein Gefühl des Wohlbefindens und diente ihr als abendliches Ritual.

Ein Problem unserer Beziehung zum Essen liegt darin, dass viele Menschen keine Lust mehr haben, richtig zu kochen. Als ich klein war, bereitete meine Mutter alles aus unverarbeiteten Zutaten zu, das gibt es heute kaum noch. Alle paar Tage ging sie im Lebensmittelladen, beim Obst-und-Gemüse-Händler und in der Metzgerei einkaufen, die Milch kam aus der Molkerei, und das Brot wurde von der Bäckerei am Ort gebracht. Sonntags gab es manchmal etwas Besonderes, wenn wir alle zusammen die Bäckerei besuchten, die sogar noch einen richtigen, mit Holz befeuerten Backofen hatte. Allein dieser unbeschreiblich köstliche Duft! Dort warteten wir, scheinbar endlos, bis uns das gut eingewickelte heiße Brot ausgehändigt wurde, und zu Hause rangelten wir dann um die knusprigsten Krustenstücke. Nein, das war nicht im Mittelalter, es war in den Siebzigerjahren, als die Mikrowelle noch nicht in den Haushalten Einzug gehalten hatte und es an vorgefertigten Lebensmitteln außer Fischstäbchen nicht so viel gab. Unsere Mahlzeiten waren frisch und lecker und machten Spaß – es war sicher keine Gourmetküche, dafür aber traditionelle, vollwertige Kost.

Es mag wie eine weitere lästige Verpflichtung klingen, am Ende des Tages auch noch eine Mahlzeit zuzubereiten, aber mit ein wenig vorausschauender Planung können Sie in einer halben Stunde etwas Leckeres und Gesundes auf den Tisch zaubern. Es ist keine Sünde, *auch mal* zur Konservendose zu greifen oder fertige Nudelsoße zu verwenden, aber Sie werden sehen: Nach einer Weile schmecken Ihnen industriell verarbeitete Lebensmittel nicht mehr, und Sie fühlen sich viel wohler, wenn Sie Ihre Spaghettisoße selbst machen. Als berufstätige Mutter stellen Sie am besten einen wöchentlichen Speiseplan auf und sehen zu, dass alle Zutaten auf der Einkaufsliste stehen oder im Kühlschrank sind. Sie müssen keine Zauberfee werden und jeden Abend mit einem Drei-Gänge-Menü aufwarten, aber mit guter Planung ist es keine große Sache, in kürzester Zeit etwas Frisches und Nahrhaftes auf den Tisch zu bringen. Probieren Sie doch einfach mal ein Gericht aus unserer Rezeptsammlung aus (siehe Anhang), zum Beispiel:

- Nudeln mit Lachs und gemischtem Gemüse,
- Nudeln mit Hähnchenbrust und Rucola,
- Pita-Taschen mit pikantem Hähnchenfleisch, gemischten Paprika und Bohnen,
- Hobo-Päckchen oder
- Spaghetti mit Tomatensoße und Parmesan.

Als ich damit begonnen hatte, auf vorgefertigte und allzu fette oder süße Lebensmittel zu verzichten, stellte ich nach einer Weile fest, dass sie mir auf einmal richtig künstlich und total verfettet oder überzuckert schmeckten. Ich bin kein Purist geworden, der alles nicht gänzlich Naturbelassene ablehnt, aber irgendwie, scheint mir, wollte ich den Weg in die Welt meiner Kindheit zurückfinden, in der alles so einfach zu sein schien. Einfach – ich glaube, das ist ganz entscheidend für Zen Food.

Die Zen-Küchenreform

Wenn Sie Ihre Essgewohnheiten verändern und Ihre Ernährungsweise vereinfachen möchten, ist es ganz wichtig, auch die Küche entsprechend zu bestücken. Räumen Sie alles aus, was Sie doch nur in Versuchung führt, und ersetzen Sie es durch vollwertige Leckereien. Sie brauchen ja nichts wegzuwerfen, fragen Sie Freunde und Nachbarn, ob sie die Kuchen und Kekse und allzu hoch »veredelten« Sachen übernehmen möchten. Selbst wenn es vielleicht ein bisschen banal klingt: Einer Versuchung, die Sie nicht im Haus haben, können Sie auch nicht erliegen. Wir machen uns ja gern etwas vor und halten doch ein Päckchen Kekse oder irgendetwas für den »Notfall« bereit – aber worin soll denn dieser Notfall bestehen? Wenn Sie abnehmen und das erreichte Gewicht halten möchten, wird süßes Feingebäck Ihnen da auf lange Sicht nicht sehr helfen. Sicher, so etwas beschert Ihnen eine Blutzuckerspitze und schmeichelt kurzfristig den Fettrezeptoren, was die Empfindung »Das ist aber lecker!« auslöst. Doch diese Wirkung hält nicht an, sondern schlägt alsbald ins Gegenteil um, und dann bedauern Sie, zusätzliche Kalorien gefuttert zu haben. Oder wir sagen uns, dass andere Leute ja schließlich auch Kuchen essen, also warum nicht wir? Doch diese anderen kümmern sich vielleicht nicht großartig um ihre Figur und ihre Ernährung, das ist also kein Argument. Die Nahrungsmittelhersteller setzen ganz auf unsere Neigung zu Fetthaltigem und Süßem. Auch wissenschaftlich ist erwiesen, dass Zucker und Fett uns einen »Kick« geben und wir tendenziell immer mehr davon wollen.

Aus zahlreichen wissenschaftlichen Untersuchungen geht hervor, dass Zucker, was die gesundheitlichen Auswirkungen angeht, so schlimm ist wie Fett. An der University of Melbourne wurde festgestellt, dass bei Mäusen schon nach drei Monaten einer zuckerreichen Ernährung Herzprobleme auftreten, und eine andere Studie zeigt den Zusammenhang zwischen zuckerreicher Ernährung und der Entstehung von Diabetes auf. Für die wohl verheerendste Neuigkeit sorgen allerdings Wissenschaftler der University of California mit der Aussage, Zucker sei eigentlich ein Gift und so schädlich für die Gesundheit wie Alkohol und Tabak.[9] Neu ist das allerdings nicht. Etliche Bücher haben bereits auf die Problematik des Zuckers aufmerksam gemacht, darunter *Sugar Nation* von Jeff O'Connell und *Süß, aber gefährlich* von John Yudkin.[10] Nach der Studie der University of California ist davon auszugehen, dass ständiger oder hoher Zuckerkonsum allerlei Gesundheitsstörungen nach sich ziehen kann, von Hormonstörungen über Herzkrankheiten bis zum Krebs – vom Übergewicht ganz zu schweigen. Auch an der Princeton University wurde auf diesem Gebiet geforscht, und zwar mit dem Ergebnis, dass Zucker bei der Verstoffwechselung ähnliche Wirkungen im Gehirn entfaltet wie Heroin und damit

9   Vgl. zum Beispiel http://health.universityofcalifornia.edu/2012/02/01/battling-sugar-as-public-health-hazard.

10 Jeff O'Connell: *Sugar Nation*, Hyperion, New York 2010; John Yudkin: *Süß, aber gefährlich. Der Zucker-Report*, bioverlag gesundleben/Liebe, Ralf, Darmstadt ²1986.

in die Nähe echter Suchtstoffe rückt.[11] Es ist ganz bestimmt sinnvoll, uns den Zuckerkonsum abzugewöhnen oder ihn zumindest stark einzuschränken.

Heute ist es leider zunehmend so, dass Zucker in zahlreichen Lebensmitteln versteckt wird, und interessanterweise gehören sehr viele als besonders schmackhaft geltende Sachen dazu. Meiden Sie also verarbeitete Lebensmittel, so gut es geht, und ersetzen Sie alles Gezuckerte beispielsweise durch Obst.

Der Gedanke, wir müssten uns »etwas gönnen«, ist zu einer Norm für den Alltag geworden, die wir wirklich nicht brauchen. Aber niemand braucht gleich zum Asketen zu werden. Ich habe immer etwas sehr dunkle Schokolade und Obst (auch ungezuckerte Obstkonserven sind in Ordnung) und Honig da für diese Augenblicke, in denen ich unbedingt etwas Süßes zu brauchen glaube. Von all diesen Sachen kann man nicht viel essen, weil sie geschmacklich so konzentriert sind. Wenn Sie immer weniger verarbeitete Lebensmittel zu sich nehmen, werden Sie aber sehen, dass Ihr Geschmacksempfinden feiner wird und Sie ganz gut ohne dieses klebrige, überzuckerte und fettige Zeug auskommen – es kann sogar richtig widerlich werden, nachdem wir erst einmal eine Weile darauf verzichtet haben.

Sie haben jetzt fertige Backwaren, Sirups, Marmeladen und dergleichen aus Ihrer Küche verbannt. Was tritt nun an deren Stelle?

---

11 Vgl. zum Beispiel www.princeton.edu/main/news/archive/S22/88/56G31/index. xml?section=topstories.

Grundnahrungsmittel in der Speisekammer

- *Nudeln:* Das können alle Arten von Nudeln beziehungsweise italienischer Pasta sein, Eiernudeln, Hartweizennudeln, auch mit Tomaten oder Spinat rot oder grün gefärbt, Vollkorn-, Buchweizen-, Dinkel-, Reisnudeln und so weiter.
- *Reis:* Probieren Sie Vollkornreis aus (Basmati oder Langkorn), Wildreis (lässt sich gut mit weißem oder Vollkornreis mischen), Sushi-Reis. Weißen Basmati-Reis können Sie durchaus gelegentlich verwenden, da er weniger schnell verstoffwechselt wird als verarbeitete oder zuckerhaltige Nahrungsmittel.
- *Bohnen und andere Hülsenfrüchte:* Hier gibt es sehr viele Formen, mit denen Sie Ihren Speiseplan immer abwechslungsreich gestalten können, zum Beispiel rote, braune und grüne Linsen oder die kleinen französischen Puy-Linsen. Sodann Trockenbohnen aller Art, grüne Bohnen, Kichererbsen und vieles mehr. Mir ist bewusst, dass Konserven eigentlich schon unter »verarbeitete« Lebensmittel fallen, aber wenn Sie Bohnen in der Dose kaufen, möglichst ohne Zusatz von Salz oder Zucker, sind sie wirklich praktisch für eine schnelle Mahlzeit. Denken Sie daran: Wir streben hier keinen Purismus an, sondern wollen nur unsere Essgewohnheiten zum Besseren verändern.
- *Cerealien:* Kaufen Sie Haferflocken, zuckerfreie Müslimischungen und fettarme Knusperflocken. Im Bioladen gibt es eine riesige Auswahl an zucker- oder auch weizenfreien Mischungen aller Art. Sie können Ihr Müsli mit Trockenobst, Frischobst oder Tiefkühlbeeren anreichern, lassen Sie Ihrer Fantasie freien Lauf. Ein Porridge (Haferbrei) verträgt durchaus etwas Zimt, Ihr Müsli macht sich mit Joghurt sehr gut – das sind wunderbare Bestandteile.

- *Mehl:* Brot oder Kleingebäck selbst zu backen ist nicht schwierig. Und da Sie hier selbst bestimmen, was in den Teig kommt, können Sie sich mit nahrhaften und vollwertigen Backwaren ausstatten. Wenn Sie auf gluten- und weizenfreie Nahrungsmittel achten müssen oder wollen, gibt es auch hier viele Alternativen, und der Handel bietet herrliche Brotbackmischungen an, die frei von bedenklichen Zusatzstoffen sind. Natürlich können Sie auch süßes Gebäck anfertigen (nein, ich bin keineswegs strikt dagegen).

- *Würzzutaten:* Aromen sind wichtig, wenn unser Interesse am Essen wach bleiben soll. Es gibt so viele geschmackliche Feinheiten, die uns fast alle entgehen, wenn wir Fertiggerichte oder industriell verarbeitete Nahrungsmittel essen, die häufig so stark gesalzen oder gezuckert sind, dass wir die eigentlichen Hauptbestandteile kaum noch herausschmecken. Entdecken Sie die Vielfalt der Kräuter und Gewürze für sich. Wenn Sie ein wenig Salz mögen, versuchen Sie es mit Himalaja- oder gutem Steinsalz – man braucht wirklich nur einen Hauch, um die Geschmacksvielfalt von Fleisch, Fisch und Gemüse freizusetzen. Sollten Sie je ein Currygericht selbst aus den Einzelzutaten zubereitet haben, dann wissen Sie, dass die Gewürze eine veritable Verwandlung bewirken. Sie fügen sie nacheinander hinzu, und jedes erzeugt eine weitere Schicht von Duft und Aroma, es hat wirklich etwas Magisches. Kaufen Sie entweder für bestimmte Zwecke vorgesehene Mischungen oder alle Gewürze einzeln, um sie dann nach eigenem Geschmack zu mischen und zu mörsern. Das stellt jedes Glas Fertigsoße mühelos in den Schatten, garantiert! Auch Kräuter können ein Gericht um wunderbare Geschmacksnoten erweitern. Sie können sie getrocknet kaufen oder in Ihrem

Garten oder auf der Fensterbank selbst ziehen. Gibt es beim Kochen etwas Schöneres, als ein paar Stängel Petersilie oder einige Basilikumblätter abzuknipsen und gleich in die brodelnde Soße zu geben? Der Duft ist einfach himmlisch. Die Hobo-Päckchen aus unserem Rezeptteil schreien geradezu nach Kräutern, wirklich, Sie sollten selbst welche ziehen. Weitere herrliche Würzmittel sind Sojasoße, Olivenöl und Aceto Balsamico oder Weinessig, mit denen man bei vielen Gerichten feine und überraschende Geschmacksnoten erzielen kann.

- *Süßungsmittel:* Ab und zu möchte man etwas Süßes, und zu dem Zweck kann man Honig oder Agavensirup bereithalten. Sie schenken uns nicht nur dieses tolle Geschmackserlebnis, sondern sind darüber hinaus auch noch gesund. Honig, maßvoll genossen, ist sehr wertvoll und schmeckt köstlich. Benutzen Sie ihn vorsichtig für alle Rezepte, die Zucker verlangen, oder wenn Sie sich eine leichte Süße wünschen, etwa beim Porridge (Haferbrei) oder Apfelkompott. Zucker lässt sich auch gut mit Erzeugnissen aus Stevia-Blättern ersetzen, die früher schwer zu bekommen waren, aber jetzt überall als kalorienfreies Süßungsmittel zur Verfügung stehen.
- *Sonstiges:* Marmelade ohne Kristallzucker und zuckerfreies Erdnussmus können Sie ruhig im Haus haben, aber gehen Sie vorsichtig damit um.

Die Grundausstattung des Kühlschranks

In einem Zen-Food-Kühlschrank wird man Frischfleisch, frischen Fisch, frisches Gemüse und frische Salate vorfinden, dazu Oliven, teilentrahmte Biomilch und andere Milchprodukte wie beispielsweise Parmesan in kleinen Mengen. Frischer Fruchtsaft ist auch in Ordnung, aber gehen Sie damit vorsichtig um, denn ein großes Glas Saft kann einen ganz erheblichen Kaloriengehalt haben. Füllen Sie das Glas halb mit Saft und gießen Sie es dann mit Wasser auf. Naturjoghurt und Kefir sind wunderbare Ergänzungen Ihres Ernährungsplans.

Kefir ist ein fermentiertes Milchgetränk, das ursprünglich aus dem Nordkaukasus stammt. Fermentationshilfen sind bestimmte Hefen und Bakterien, durch die das Getränk nachweislich im gesamten Verdauungstrakt segensreich wirkt und die Widerstandskraft des Körpers stärkt. Kefir enthält körperfreundliche Bakterien wie Lactobacillus-caucasus- und Acetobakter- sowie Streptococcus-Arten. Im Joghurt sind darmfreundliche Bakterien, die zwar die Verdauung unterstützen und zur Ernährung der darmeigenen Bakterienflora beitragen, aber sich nicht im Darm ansiedeln. Demgegenüber bilden die Kefirhefen Saccharomyces kefir und Torula kefir regelrechte Kolonien und bauen ein Abwehrsystem auf. Kefir können Sie leicht selbst herstellen. Starterkulturen bekommen Sie über viele Onlinequellen; ein Päckchen ist für bis zu sechs Ansätze ausreichend. Geben Sie ein Päckchen Starterkulturen in 1 Liter zimmerwarme biologische Kuh-, Schafs- oder Ziegenmilch und lassen Sie das ganze 24 Stunden gären. Dabei entsteht etwas wie geronnener Trinkjoghurt, den Sie für sich allein verwenden, im Mixer zu einem Smoothie (siehe Rezeptteil im Anhang) verarbeiten oder in Ihr Morgenmüsli geben können. Stellen Sie den fertigen Kefir in den Kühlschrank, wo er sich 5 bis 6 Tage lang frisch hält. Für den neuen Ansatz geben Sie 100 Milliliter Ihres fertigen Kefirs in frische Milch und verfahren wie beschrieben.

Die Grundausstattung des Tiefkühlgeräts

Im Gefrierschrank oder -fach können Sie so viel hochwertiges Fleisch und Fisch und Gemüse bereithalten, wie Sie möchten, aber verbannen Sie Eis und Fertiggerichte. Für den Fall, dass Sie auf die Schnelle etwas brauchen, können Sie beim Kochen eine Doppelportion Spaghettisoße oder Ragout zubereiten und einen Teil einfrieren. Auch selbstgekochte vollwertige Suppen lassen sich hier wunderbar aufheben und bei Bedarf schnell aufwärmen. Statt der gekauften Eispackungen frieren Sie Ihr eigenes Joghurtdessert ein, das im Handumdrehen hergestellt ist: Füllen Sie Naturjoghurt in eine Tiefkühldose, mischen Sie kleingeschnittenes oder püriertes Obst darunter und frieren Sie es gleich ein – als schnelle nahrhafte Zwischenmahlzeit oder als Nachtisch zum Essen.

Da Ihre Küche jetzt vorbereitet ist, kommen wir zur nächsten Herausforderung, zum Auswärtsessen nach Zen-Art.

AUSWÄRTS ESSEN, ABER RICHTIG!

 ZEN-TIPP

Untersuchungen in den USA lassen erkennen, dass bei Verwendung größerer Gabeln tendenziell weniger gegessen wird. Bei der Verwendung von Gabeln, die 20 Prozent über dem Normalmaß lagen, ging die verzehrte Menge alles in allem zurück.[12]

12 *Readers Digest*, Oktober 2011, S. 115.

Für jeden, der abnehmen möchte, kann das Essen im Restaurant zum Problem werden, und zwar vor allem deshalb, weil Restaurants mit den größten Portionen und kalorienreichsten Speisen den meisten Zulauf haben! Das ergaben jedenfalls entsprechende Untersuchungen. Ich habe auch mit diesem Konflikt zu kämpfen gehabt: Einerseits will man für sein Geld etwas sehen, andererseits möchte man abnehmen. Zudem weiß man im Restaurant leider nie so genau, ob das, was man da zu sich nimmt, wirklich geeignet ist. Wir sehen ja nur die Speisekarte, alles andere entzieht sich unserer Kontrolle. Wir wissen nicht, was für ein Öl sie da für die Speisen und Soßen verwenden, welche Gewürze und Geschmacksstoffe in welchen Mengen verwendet werden – nur dass genug Salz in allem ist, darauf kann man sich verlassen.

Da es in der Gastronomie um Profit geht, kann es außerdem sein, dass die Zutaten nicht von bester Qualität und nicht frisch sind. Die Zwickmühle ist wie gesagt auch die folgende: Wir wollen uns eigentlich gar nicht so viele Dickmacher einverleiben, aber was soll man denn zum Beispiel in einem All-you-can-eat-Restaurant beziehungsweise an einem Buffet machen? Da kann man doch nicht nur einmal zulangen! Oder bestellt man sich etwa einen Salat, wenn man für das gleiche Geld ein Steak bekommt? Beim Auswärtsessen müssen wir uns bewusst machen, dass eigentlich die ganze Welt gegen uns ist: Alles ist so eingerichtet, dass wir mehr essen, als wir wollten, und zwar Hochkalorisches. Wo findet man schon eine Küche, in der mit Fett und Sahne zurückhaltend umgegangen wird? Oft ist es wirklich am besten, einen Salat zu nehmen und sich auf den Kampf mit den Kalorienbomben gar nicht erst einzulassen. Ansonsten verputzt man nämlich leicht mit einem Mal das Kalorienkontingent eines ganzen Tages.

Auch wenn man nur »auf ein Bierchen unterwegs« ist oder es etwas zu feiern gibt, tut man sich schwer, den Kalorienplan einzuhalten. Ein guter halber Liter Bier beispielsweise ersetzt ein, zwei Scheiben Brot, was die Kalorienmenge angeht – nur dass es nicht vom gleichen gesundheitlichen Wert ist. Vier oder fünf Gläser gelten an einem Samstagabend oder bei der Geburtstagsfeier keineswegs als übertrieben, aber die entsprechende Menge Brot zu verzehren, nämlich fünf bis zehn Scheiben, das würde man sicher als ein bisschen viel ansehen. Außerdem ist Alkohol auch deshalb problematisch, weil er unsere Disziplin aufweicht und wir dann womöglich gegen unsere Absicht doch zusätzlich noch etwas essen.

Was also können wir auswärts essen, ohne doch wieder gegen unsere Vorsätze zu verstoßen? Hier ein paar Anregungen zur Strategie:

1. *Salate:* Kaum zu besiegen sind wir am Salatbuffet. Vielleicht suchen Sie sich eine Gaststätte, in der man sich daran reichlich bedienen kann. Sehen Sie einfach zu, dass Sie dort schon einen gewissen Sättigungsgrad erreichen und nicht mehr so viel anderes brauchen. Berücksichtigen Sie aber, dass manche Restaurants, insbesondere Ketten, ihre ganz eigenen Vorstellungen von »Salat« haben und Sie dort auch in Öl und Mayonnaise ertränkte Nudeln und Kartoffeln vorfinden. Bleiben Sie beim vegetabilen Teil des Buffets: Blattsalate, Tomaten, Rote Bete und dergleichen. Nehmen Sie wenig Dressing und vor allem nicht von der sahnigen Variante!

2. *Getränke:* Empfehlenswert ist Wasser, Leitungs- oder Mineralwasser, mit und ohne Kohlensäure oder Zitrone, Limette und so weiter, eventuell Cola light. Viele ersetzen alkoholi-

sche Getränke durch Fruchtsäfte, bedenken aber nicht, dass diese aufgrund ihres Zuckergehalts genauso viele Kalorien enthalten, wenn nicht mehr. Getränke, vor allem gezuckerte, können erheblich zum Übergewicht beitragen, da sie so leicht zu konsumieren sind und eine schnelle Erhöhung des Blutzuckerspiegels bewirken.

3. *Auch ganz wichtig:* Bestellen Sie genau das, was Sie möchten. Das macht Sie vielleicht zum etwas unbequemen Gast, aber Sie wollen ja abnehmen und sich gesund ernähren, und da müssen Sie dann schon sicherstellen, dass Sie nichts aus der Fritteuse bekommen, auch keinen gebratenen Reis. Wenn für das Gericht, das Ihnen vorschwebt, Pommes frites oder gebratener Reis als Beilage vorgesehen sind, bitten Sie stattdessen um gekochten Reis oder Salz- beziehungsweise Pellkartoffeln. Sollte das nicht gehen, verlangen Sie eine Portion vom angebotenen Gemüse. Schließlich bezahlen Sie für etwas, was *Sie* möchten. Ich habe bisher noch keine Probleme damit gehabt, zu meinem Steak etwas anderes zu bekommen, als die Speisekarte vorsah, aber bei anderen habe ich schon erlebt, dass es Streit gab, etwa zwischen einem Kellner und einem Bodybuilder, der auf einem Eiweißomelette bestand. Nicht in allen Restaurants ist man bereit, in diesem Umfang auf Sonderwünsche einzugehen.

4. *Kommen wir zu den Zutaten:* Soßen können jeden Diätplan aushebeln. Sie wissen ja, wir leben in einer fettbesessenen Welt, wo in Restaurants und Fastfoodketten dieser Drang nach Fett bedient wird und Ihr Steak oder Salat folglich oft mit sahnigen Soßen gereicht wird, die mehr Fett enthalten als alles Übrige zusammen. Nehmen Sie im Zweifel davon Abstand. Ein Augenblick der Disziplinlosigkeit oder Nach-

lässigkeit würde sich nur rächen. Gerade mit solchen »ganz besonderen« Ausnahmen untergraben wir unsere neuen Gewohnheiten, da sie sehr schnell zur Regel werden. Nehmen Sie sich vor, *immer* die richtige Wahl zu treffen. Beim Essen außer Haus schleicht sich mehr als bei anderen Gelegenheiten die »Suchtlogik« ein: Für Regelverstöße lassen sich immer Gründe anführen – jemand hat Geburtstag, oder Sie haben sich diese kleine Ausnahme »verdient«, schließlich gehen Sie doch nicht so oft auswärts essen. Belohnen oder feiern Sie sich lieber mit etwas, was wirklich gut ist und langfristig Ihrer Gesundheit und Ihrem Glück dient. Denken Sie auch daran, dass der Fettanteil in der Regel umso höher ist, je weniger das Essen kostet. Geben Sie lieber etwas mehr für weniger Fett aus.

5. Lassen Sie die *Vorspeise* grundsätzlich aus, es sei denn, Sie nehmen sie als *Haupt*speise, was grundsätzlich eine gute Wahl ist, wenn Sie Kalorien einsparen möchten. Allerdings sind Vorspeisen gern recht fettig, und mit dem Nährwert ist es ansonsten nicht weit her. Vorspeisen sollen ja den Appetit anregen, aber das brauchen Sie nicht. Wählen Sie statt mehrerer Gänge lieber eine richtig köstliche Hauptspeise, die Sie bis zum letzten Bissen genießen.

6. Auch für den *Nachtisch* gilt: lieber darauf verzichten. Brauchen Sie nach einem sättigenden Essen wirklich ein Dessert? Gut, das ist die falsche Frage, natürlich *braucht* niemand ein Dessert. Aber Sie haben vielleicht Lust auf etwas, nur laden Sie sich damit eben weitere 300 bis 500 kcal (1256 bis 2093 kJ) auf. Wenn Sie wirklich ein Dessert möchten, müssen Sie dazu frühzeitig einen Deal mit sich selbst beschließen, nämlich dass Sie nur Salat mit Hähnchenbrust nehmen

115

(350 kcal/1465 kJ) und ihn mit etwas Obst, Eis oder Sorbet abrunden.

Sie merken schon: Beim Essen außer Haus besteht das große Problem darin, dass man nicht weiß, woran man ist. Sie wissen nicht, woher die Zutaten kommen, ob sie frisch sind und was sie alles enthalten. Wenn Sie sich erkundigen, können Sie sich nicht unbedingt darauf verlassen, dass man Ihnen wahrheitsgemäß Auskunft gibt. Da wäre eine gewisse Standardisierung ausnahmsweise einmal eine gute Sache. Fastfood sehen wir ja eher als negativen Einfluss auf unsere Diätziele, aber bei einigen führenden Ketten sieht die Sache ein wenig anders aus. Hier wird der Kaloriengehalt aller angebotenen Gerichte klar und deutlich ausgewiesen, sodass Sie immer den Überblick behalten und unbesorgt Ihr gewähltes Mahl verzehren können. Wenn Sie beispielsweise einen Burger mit Salat und Cola light nehmen, haben Sie um die 500 kcal (2093 kJ) beisammen, was für einen männlichen Erwachsenen durchaus in Ordnung ist. Und so ist es hier mit allen anderen Gerichten auch. Sie können Ihre Kalorien mühelos zusammenzählen.

Interessanterweise ziehen andere Kettenrestaurants jetzt nach, und wenn Sie einmal über den Kaloriengehalt der verschiedenen Gerichte informiert sind, können Sie jederzeit mit Augenmaß wählen und haben immer alles im Griff. In dieser Hinsicht ist der Besuch unabhängiger Restaurants etwas riskanter. Neulich war ich zum Frühstück bei einem großartigen Italiener in Covent Garden und bestellte Rührei mit Toast. Was dann kam, verschlug mir die Sprache: Außer Rührei auf Toast gab es auch noch, sehr britisch, »Bubble and Squeak« (zerstampftes grünes Gemüse und Kartoffelbrei), Würstchen, Schinken und gebackene Bohnen! Und da es nun schon einmal dastand, konnte ich nicht widerstehen. Manchmal passt ein Lokal, in dem mit weniger Leidenschaft gearbeitet wird, besser zu unseren Zielen, auch wenn es da unpersönlicher zugeht.

Hier noch etwas zum Thema »Kleine Ursache, große Wirkung«: Man hat festgestellt, dass von kleineren Tellern ungefähr 20 Prozent weniger gegessen wird als von normal großen. Unsere Einschätzung der Menge hängt offenbar von der Größe des Behältnisses ab. Nach einer weiteren interessanten Studie essen wir deutlich weniger, wenn wir die linke Hand dazu benutzen. Nach Auffassung der durchführenden Psychologen hat das weniger mit dem als umständlich empfundenen Wechsel zu tun als vielmehr damit, dass wir bei der Benutzung der nicht dominanten Hand eher bewusst, das heißt nicht so automatisch wie sonst essen. Und das gilt es wirklich zu bedenken: Durch lange Gewöhnung können unsere Ernährungsgewohnheiten etwas absolut Automatisches bekommen. Wer das verändern möchte, muss sich innerlich auf bewusstes Essen einstellen, und das beginnt schon bei der Planung. Eine weitere Studie hat ergeben, dass Leute, die für ein Essen außer Haus schon vorher festlegen, welches Lokal sie aufsuchen und an welchen Teil der Speisekarte sie sich halten werden, viel weniger von ihren Diätzielen abweichen als andere, die auf gut Glück losziehen. Sie können also beispielsweise vorweg beschließen, im Restaurant nur aus dem Salatangebot zu wählen; wenn Sie den Rest gar nicht erst lesen, kommen Sie auch nicht in Versuchung.

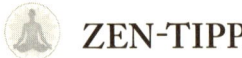 **ZEN-TIPP**

Meine Damen, wenn Sie weniger essen wollen, sehen sie zu, dass bei der Mahlzeit Männer zugegen sind. Es gibt nämlich Untersuchungen, denen zufolge Frauen instinktiv weniger essen, wenn Vertreter des anderen Geschlechts dabei sind!

Ein abschließendes Wort zum Essen außer Haus oder »auf die Hand«: Ich stelle immer wieder fest, dass ich Snacks und das Mittagessen außer Haus am besten im Voraus plane – vielleicht packe ich auch gleich einen Salat, etwas Hähnchenbrust und einen kleinen Milchkarton ein. Was Ihnen den richtigen Nährwert bietet, ist in der Regel auch gut für Ihre Brieftasche.

 ZEN-TIPP

Ignorieren Sie das Brotkörbchen! Ich meine auch alles Übrige, was wir in Gaststätten und Restaurants gedankenlos knabbern, wenn es uns schon hingestellt wird – Maischips mit Dip oder Erdnüsse oder irgendein Schälchen mit Salzgebäck. Kalorienmäßig summiert sich das. Wenn Sie beim Warten auf Ihre Mahlzeit schon irgendetwas gegen den gröbsten Hunger brauchen, lassen Sie sich ein bisschen Rohkost bringen – Karotten, Sellerie und Gurken in Streifen.

Essen im Urlaub

Das »Essen im Urlaub« ist natürlich eine Erweiterung des Themas »Auswärts essen« – und eine echte Herausforderung. Sie halten sich ja möglicherweise über einen längeren Zeitraum in einem anderen Land auf und können sich nicht selbst versorgen. Was die Nahrungsaufnahme angeht, sind Ihre Kontrollmöglichkeiten mehr oder weniger eingeschränkt. Und wenn wir entspannt sind, neigen wir außerdem dazu, uns das eine oder andere Extra zu gönnen. Wenn Sie ein All-inclusive-Angebot wahrgenommen haben, lässt es sich kaum vermeiden, dass man alle Angebote weidlich ausnutzt. Man denkt, wahrscheinlich wäre man der Einzige, der bei einem solchen Urlaub keinen Tropfen Alkohol trinken würde. Wie ist Disziplin im Urlaub möglich, und können wir die Zeit vielleicht sogar nutzen, um besonders viele Kalorien zu verbrennen?

Ich hatte früher auch mit dem Urlaubsspeck zu kämpfen, aber ich habe meine Vorgehensweise mittlerweile perfektioniert. Zunächst einmal achte ich sehr genau darauf, dass ich mein übliches Bewegungsprogramm durchziehe, und da ich dann zusätzlich noch schwimme und die Gegend erkunde, verbrauche ich mehr Kalorien als daheim bei der Arbeit. Weil die Mahlzeiten in der Regel sehr opulent sind, lasse ich sämtliche Zwischenmahlzeiten aus und esse nie mehr, als mir guttut. Ich empfehle normalerweise keine starren Pläne, da sie sich meist doch nicht durchhalten lassen, aber im Urlaub sind strenge Regeln angebracht, und sie gelten ja auch nur für die Dauer der Ferien.

Frühstück

Im Urlaub finden Sie meistens ein Frühstücksbuffet vor. Ich schwärme für warmes Frühstück nach englischer Art, und es kostet mich große Mühe, das Angebot eines *full english breakfast* auszuschlagen. Aber es muss sein, denn hier sind gut und gern mit 1000 kcal (4187 kJ) und mehr zu rechnen. So suche ich heute meist den Kompromiss. Ich fange mit einer ordentlichen Portion Obst an und lasse dann ein Omelette oder Rührei folgen. Dazu jede Menge Tee. Füllmaterial heißt die Zauberformel. Wenn Sie eine Schale Obst verzehrt haben, werden Sie sich kaum noch mit etwas anderem vollschlagen, und außerdem sorgt Obst für einen guten Start in den Tag. Suchen Sie sich im Urlaub also für den Beginn der Mahlzeit Sachen, die bei geringem Brennwert stark füllen, das heißt sättigen. Sie müssen sich ja nicht damit bescheiden. Nach solch einer sättigenden Einleitung können Sie sich ruhig noch ein Ei oder einen kleinen süßen Abschluss genehmigen. Nein, Sie sollen nicht darben!

Mittagessen

Einmal am Tag brauchen Sie eine leichte Mahlzeit. Bei mir ist es meist das Mittagessen; wenn ich unterwegs bin, fällt es mir leichter, nur einen kleinen Imbiss zu mir zu nehmen. Ich kaufe mir dann gern eine Dose Tunfisch und Salat, die bekomme ich so gut wie überall, sogar in Japan auf dem Land. Falls das nicht zu bekommen ist, kaufen Sie sich ein Sandwich oder das, was die Gegend an Vergleichbarem zu bieten hat. Wenn Sie sich in Ländern des Nahen Ostens aufhalten, sollten Sie die allseits beliebten Falafel meiden, die sind nämlich meist frittiert und sehr kalorienreich. Sehen Sie zu, dass Sie Salat und irgendetwas Eiweißreiches bekommen. Ich halte es im Urlaub möglichst alle Tage so, es bewahrt mich vor der Gewichtszunahme.

Wenn Sie Ihre leichte Mahlzeit auf den Abend legen können, ist das sehr hilfreich im Sinne einer vermehrten Fettverbrennung (mehr dazu später). Mir fällt das im Hotel sehr schwer, schließlich sitzt man ja abends in einem Restaurant, in dem es alles gibt.

Abendessen

Da Sie im Urlaub ja stets »auswärts essen«, wenn Sie nicht gerade in einer Ferienwohnung oder etwas Vergleichbarem absteigen, halten Sie alle bisher dafür genannten Regeln und Taktiken bereit. In einem ausländischen Restaurant wissen Sie oft nicht so genau, was Sie da bestellen und wie es zubereitet wird. Es steht auch vielleicht nicht viel Gesundes zur Auswahl. Suchen Sie sich etwas, was Ihnen zusagt oder Ihren Vorstellungen nahekommt, und dann geben Sie möglichst genau an, *wie* Sie es möchten. In den meisten Gaststätten wird man Ihren Wünschen ohne viel Aufhebens nachkommen.

Ich reise gern nach Ägypten, wo das Steak preisgünstig ist, aber oft mit Pommes frites oder anderen gebratenen und frittierten Beilagen serviert wird. Ich frage also immer, ob ich stattdessen Reis und Gemüse zum Steak haben kann, und wenn sie Nein sagen, gehe ich woandershin. Habe ich einmal etwas gefunden, wo ich eine bekömmliche Mahlzeit wie Fisch-Tajine mit Couscous bekomme, dann lasse ich mich dort jeden Abend bewirten. Sicher, ich probiere dann und wann auch andere ortstypische Gerichte aus, aber nur sofern sie nicht frittiert sind.

Wenn Sie auf irgendetwas Gesundes in der Küche Ihres Urlaubslandes gestoßen sind, dann bleiben auch Sie lieber dabei.

 ## UND NOCH EIN TIPP

Es gibt viele Möglichkeiten, sich zu entspannen. Stellen Sie sicher, dass die Urlaubsgestaltung auch im Einklang mit Ihren Zielen steht, und unternehmen Sie etwas. Am Strand herumzuliegen und Bier zu trinken bringt Sie da natürlich nicht weiter. Wir leben auf einem wundervollen Planeten! Sie werden staunen, wie viele Kalorien Sie dabei verbrennen, wenn Sie Ihren Urlaubsort und seine nähere Umgebung erkunden!

ZWISCHENMAHLZEITEN – IMBISS NACH PLAN

Zwischenmahlzeiten sind wichtig. Je besser Sie Ihre Kalorien verteilen, desto größer ist Ihre Chance, sie nicht als Fett zu speichern. Die Fettspeicherung wird nämlich ausgelöst, sobald Ihr Blutzuckerspiegel eine bestimmte Marke überschreitet. Halten Sie den Blutzucker dagegen konstant auf mittlerem Niveau, ist die Wahrscheinlichkeit der Fetteinlagerung geringer. Und wenn Sie im Schnitt alle drei Stunden etwas essen, werden Sie kaum je Hunger leiden und neigen weniger zu Gelüsten nach ungesundem oder allzu reichlichem Essen.

Aber was eignet sich und wie sieht die Planung aus? Ich sorge immer für etwas Eiweißreiches, weil es meine Verdauung eine Weile beschäftigt und mich entsprechend lange sättigt. Das kann

Hähnchenbrust oder ein Proteinriegel sein, manchmal auch Magermilch oder Dörrfleisch vom Rind. Wenn Sie eher den Kohlenhydraten zugetan sind, brauchen Sie etwas nicht so leicht Verdauliches, etwa Roggenbrot oder Weizenvollkornzwieback. Und sollten Sie ein Muster an Tugend und Selbstbeherrschung oder ein echter Gemüseliebhaber sein, dann sind Karotten und Stangensellerie oder auch Obst natürlich die besten Snacks überhaupt für Sie, denn davon können Sie fast unbeschränkt essen, ohne Ihr Kalorienkonto zu belasten. Suchen Sie sich etwas, was füllend ist und dennoch wenig Kalorien enthält. Planen Sie gleich am Morgen und packen Sie Ihre Zwischenmahlzeiten ein. Wer beim Planen versagt, der plant das Versagen.

DER WASSERKONSUM

Das Trinkverhalten ist ein wichtiger Faktor, wenn es ums Abnehmen geht. Aus wissenschaftlichen Untersuchungen geht hervor, dass ein höherer Wasserkonsum die Fetteinlagerung herabsetzt, und das hat mehrere Gründe.

• Wasser zu trinken vermittelt ein Gefühl der Fülle. Wissenschaftler in Virginia haben nachgewiesen, dass Leute, die vor dem Essen ein paar Gläser Wasser tranken, erheblich weniger aßen als Vergleichspersonen, die das nicht taten, und zwar über einen Zeitraum von drei Monaten bis zu 5 Pfund weniger.[13] Trinken Sie also reichlich und oft gutes Wasser, es hält Sie einfach länger satt.

13 *Readers Digest*, Oktober 2011, S. 115.

- Wasser reguliert den Energiehaushalt. Eine um lediglich 5 Prozent reduzierte Wasserversorgung kann Ihr Energieniveau glatt um die Hälfte abfallen lassen. Viele deuten ihr Energieloch als Unterversorgung mit Zucker und greifen dann zu Snacks. Sorgen Sie für genügend Wasser, und Ihr Energieniveau wird stabiler bleiben.
- Dazu gehört auch die bisher noch nicht wissenschaftlich stichhaltig untermauerte Beobachtung, dass eine ausreichende Wasserversorgung den Abbau von Fett fördert, während der Körper bei Unterversorgung mit Wasser auf Erhaltung des Status quo schaltet und Fettabbau verhindert.
- Der Kältereiz: Wasser wird kühl oder kalt getrunken. Der Körper möchte es dann auf seine eigene Temperatur erwärmen und verbraucht zu diesem Zweck Energie, das heißt, er baut Fett ab. Es ist nicht viel, summiert sich jedoch über die Jahre. Wenn Sie Wasser mit Eis und Zitrone mögen, schmilzt mit dem Eis auch Ihr Fett.

DIE MOTIVATION AUFRECHTERHALTEN

Es ist seltsam. Wenn wir in unserem Leben etwas ändern möchten und uns darum bemühen, scheint das einigen unserer Mitmenschen nicht zu passen. Manche unterstützen uns vielleicht verbal, aber ihr Verhalten ist mitunter nicht gerade hilfreich. Vielleicht fühlen sie sich auch ein bisschen minderwertig und unfähig, wenn jemand etwas schafft, was sie selbst nicht zuwege bringen. Schirmen Sie also Ihre Ziele und Ihre Begeisterung gegen die negativen Gedanken oder sogar abfälligen Äußerungen anderer ab. Wir müssen auch auf unser Umfeld achten, wenn die angestrebten Veränderungen dauerhaft sein sollen. Es ist offensichtlich, dass ein Raucher schwerer von seinem Laster loskommt, solange er unter Rauchern lebt und nach wie vor die Orte frequentiert, an denen er bisher blauen Dunst produziert hat. Einem Alkoholiker, der trocken werden möchte, wird man sicher nicht raten, sich weiterhin mit seinen Zechkumpanen zu treffen.

Das gilt für alle Gewohnheiten und Lebensmuster, die wir umkrempeln möchten. Wer sein Leben ändern will, setzt am besten bei seinen schlechten Gewohnheiten an. Ich zum Beispiel bin jeden Samstag mit meinen Freunden in ein Lokal gegangen, in dem man zu einem Fixpreis so viel essen konnte, wie man wollte. Und jede Woche habe ich mir eingeredet, ich würde nicht mehr essen, als ich wirklich brauchte. Ich trank Cola light und versuchte mich mit allem anderen zurückzuhalten, aber es gelang mir nie. Ganz einfach: Wenn Sie abnehmen wollen, können Sie nicht länger in All-you-can-eat-Restaurants gehen.

Im Fitnessstudio fallen mir Leute auf, an deren Körperform sich rein gar nichts ändert. Das hat mich immer gewundert, bis ich einmal mit der Frau sprach, die ich Jahr für Jahr immer auf dem Laufband antraf und die weder abnahm noch mit der Zeit schneller wurde. Im Gespräch stellte sich bald heraus, woran das lag.

Sie betrieb dieses Training aus schlechtem Gewissen, einfach um die Kalorien abzuarbeiten, die sie sich bei Partys mit Freundinnen immer wieder angefuttert hatte. Deshalb war sie montags und freitags in der Muckibude. Es war beinahe so, als trainierte sie freitags, um Platz für die am Wochenende zu erwartenden Kalorienmengen zu schaffen, und montags, um etwas davon wieder abzuarbeiten. Als wir über ihren Wunsch abzunehmen spra-

125

chen, erfuhr ich die lange Geschichte ihrer Bemühungen, trotz regelmäßiger Nachtclub-Besuche die Kalorienaufnahme möglichst gering zu halten. Erst probierte sie Rum mit Cola light aus, später gespritzten Weißwein. Sie versuchte alles Mögliche, aber nach fünf Jahren waren keinerlei Fortschritte zu erkennen. Als ich ihr vorschlug, die Nachtclubs ganz zu meiden und sich eine andere Freizeitbeschäftigung zu suchen, sah sie mich entsetzt an. Nach so vielen Jahren, in denen sie nun allwöchentlich spätabends auswärts aß und trank, konnte sie sich ein anderes Leben nicht einmal mehr vorstellen. Dabei sagte Sie aber, sie würde *alles* tun, um abzunehmen.

Nach einer Weile vertraute sie mir die ganze Wahrheit an. Sie hatte Angst, ihre Freundinnen zu verlieren, wenn Sie nicht mehr bei dem mitmachte, was die Gruppe zusammenhielt. Sie zeigte mir ein Foto von sich und ihrem Freundeskreis beim Feiern. Alle sahen von der Statur her aus wie sie. Dann hatte sie womöglich sogar recht! Würde Sie das Muster durchbrechen und ihre Freundinnen in den Yoga-Club, zu einer Abnehmgruppe oder auch nur zum gemeinsamen Schwimmen einladen, wären sie wahrscheinlich alles andere als erfreut. Und wenn sie nicht mehr mitfeierte, würden sie sich womöglich nach einiger Zeit von ihr abwenden.

Aber das gehört zum Wandlungsprozess dazu. Sicher, es könnte auch sein, dass sie eine Revolution in Gang bringt und die ganze Gruppe auf den Gesundheitstrip kommt, aber oft ist es doch so, dass die Leute bei ihren schlechten Angewohnheiten bleiben wollen und es uns übelnehmen, wenn wir selbst etwas ändern. Ich sehe diese Frau heute noch jede Woche im Fitnessstudio. Sie wirkt immer bedrückt, weil sie diesen Konflikt nicht auflöst. Sie möchte »zwei Herren dienen«, und das geht nun mal nicht. Beim Training fühlt sie sich unwohl, weil sie sich wieder einmal viel zu viele Kalorien einverleibt hat, und beim Trinken fühlt sie sich unwohl, weil es ihrer Gesundheit schadet und sie auch noch dick macht. Es wird Zeit, dass sie den Sprung ins kalte Wasser wagt und konsequenter etwas für sich tut. Wenn es echte Freundinnen sind, werden sie zu ihr halten. Wenn nicht, wird sie sich ein besseres Umfeld suchen müssen, wo sie Menschen begegnet, die zu ihren Zielen eine positive Einstellung haben.

Wie kommen wir dahin? Wir müssen klare Zielvorstellungen entwickeln. Wir müssen unsere Träume wahren und unsere Hoffnungen jeden Tag mit einem gewissen Einsatz aufbauen. Wir müssen uns auf etwas Größeres fokussieren als nur auf uns selbst; wir müssen einen höheren Sinn erkennen in dem, was wir tun. Unsere Träume, unsere Ziele, unsere Antriebe müssen so stark werden, dass niemand sie mehr durchbrechen kann. Ich übe das oft, wenn ich zu Bett gehe oder wenn ich im Bus oder Zug mal einen Moment für mich allein habe. Es ist eine Übung, die ich nicht formalisieren darf, sonst wird sie starr und leblos. Bruce Lee hat sie »geistige Aufladung« genannt. Er setzte sich einfach hin und stellte sich alles vor, was er noch vorhatte, er konzentrierte sich auf all das Schöne, das ihn erwartete.

Geistige Aufladung

Nehmen Sie sich ein wenig Zeit, um sich Ihre Ziele vor Augen zu führen. Versetzen Sie sich in eine Lage, in der Sie alles stärkt, aufbaut und Ihnen Zuversicht vermittelt. Wenn Sie zum Beispiel einen Erfolg erlebt haben und jetzt ganz einverstanden sind mit sich selbst, nehmen Sie das als Anhaltspunkt dafür, dass sich in Ihrem Leben und in Ihrem Inneren wirklich etwas ändert. Angenommen, es sei Ihnen gelungen, sich einen ganzen Tag lang an Ihre Diät zu halten. Projizieren Sie das in die Zukunft, sagen Sie sich, dass es einfach sein wird, diesen Verlauf zur Norm zu machen.

Nutzen Sie Rückschläge und Unangenehmes zu Ihrem Vorteil. Wenn jemand etwas Unfreundliches oder Zweifel zu Ihren Zielen geäußert hat, stellen Sie sich vor, wie froh Sie sein werden, wenn Sie das Gegenteil bewiesen haben. Wenn es also um Ihre Träume geht, dann stimmen Sie sich auf dieses herrliche Gefühl des Erfolgs ein.

Halten Sie sich vor allem Ihren aktuellen Kaizen-Schritt vor Augen, diese kleine Veränderung, die Sie soeben in Ihrem Leben vornehmen. Stellen Sie sich vor, wie tief greifend sich diese Veränderung auf Sie selbst und andere auswirken wird. Sie könnten zum Beispiel den festen Vorsatz gefasst haben, einen kleinen Routinesnack pro Tag – einen Schokoriegel oder so etwas – wegzulassen und durch zwei Gläser Wasser und eine Karotte zu ersetzen. Sehen Sie das genau vor sich, stellen Sie sich die Auswirkungen auf sich und Ihr Leben vor. Der durch den Schokoriegel verursachte Kalorienüberschuss wird aus Ihrem Alltag verschwinden – 250 kcal (1074 kJ) weniger. Das sind nach zehn Tagen schon 2500 kcal (10 740 kJ), und Sie haben eine volle Tagesration eingespart! Sie müssten einen ganzen Tag fasten, um diese Kalorienmenge zu vermeiden. Sagenhaft! Sehen Sie es nicht direkt vor sich, wie Ihr Gewicht langsam zurückgeht? Stellen Sie sich ruhig auch vor, wie es andere merken. Jeder fragt sich, was Sie da wohl einnehmen oder worin Ihr Diätgeheimnis bestehen mag, aber Sie wissen es: Ihr Geheimnis liegt in den kleinen, leichten Schritten.

Machen Sie sich immer wieder klar, wie leicht solche Veränderungen sind, einfach den Austausch einer Gewohnheit gegen eine andere vorzunehmen. Statt in der Arbeitspause in die Kantine zu gehen und zum Kaffee einen Schokoriegel zu essen, machen Sie einen Spaziergang und nehmen dazu eine Flasche Wasser und eine Karotte mit. Denken Sie an den zusätzlichen Kalorienverbrauch und den gesundheitlichen Wert der Vitamine und Ballaststoffe im Gemüse. Frische Luft. Was wohl die anderen denken? Manche werden beifällig nicken und sich vielleicht sogar anschließen. Und die abfälligen Bemerkungen der übrigen können Sie als Ansporn nutzen, bei Ihrer Umstellung zu bleiben und den Leuten bald mit der nächsten weiteren Stoff zu liefern.

Es ist also wichtig, dass Sie Freude an den Gefühlen haben, die mit der Übung einhergehen. Ihr Unterbewusstsein wird dann eine Verbindung zwischen den kleinen Veränderungen und Ihren guten Gefühlen ziehen.

Denken Sie auch daran, dass Sie ein Beispiel geben. Die Veränderungen nutzen nicht nur Ihnen, sondern auch anderen in Ihrem Umfeld. Auch Ihre Lieben, denen Sie Gesundheit wünschen, haben etwas davon, etwa Ihre Kinder, die ja gesund und fit heranwachsen sollen. Ihren Partner wünschen Sie sich ebenfalls so gesund wie möglich, damit Sie gemeinsam das Leben genießen können.

Machen Sie Ihre Ziele also möglichst allgemeingültig. Was Sie für sich verwirklichen, möchten Sie auch in der Welt umgesetzt sehen – Gesundheit, Harmonie und eine positive Lebenshaltung.

Teamarbeit

»Niemand ist eine Insel« lautet ein geflügeltes Wort. Und das gilt für die Ernährungsweise noch mehr als für manches andere. Sie sind nicht allein mit dieser »Mission« befasst. Manche werden wie bereits erwähnt nicht auf Ihrer Seite stehen. Sie mögen einfach die von Ihnen initiierten Veränderungen nicht. Sprechen wir jetzt aber von denen, die auf Ihrer Seite stehen. Bemühen Sie sich um Unterstützung, das ist ganz wichtig. Vielleicht wirkt das anfangs eher ein bisschen abwegig, aber Sie tun sich auf diesem Weg viel leichter, wenn Sie Rückhalt haben. Es kann nämlich besonders anfangs wirklich hart sein, für Ihre Familie Würstchen und Pommes frites mit Mayonnaise und Ketchup zuzubereiten und sich dann selbst mit einem Salade Niçoise zu begnügen. Sehen Sie also zu, dass Sie Ihren Familien- und engeren Freundeskreis auf Ihre Ziele einstimmen. Die anderen müssen ja nicht unbedingt ebenfalls abnehmen, aber es könnte doch sein, dass sie für eine gesündere Ernährung aufgeschlossen sind.

In Begleitung fällt es uns auch viel leichter, regelmäßig am Abend einen Spaziergang zu machen.

Die Familie mit ins Boot holen

Es ist wunderbar, wenn Sie jemanden haben, der wie Sie an Ernährung und Gesundheit interessiert ist. So können Sie schon beim Einkauf gesunder Lebensmittel gemeinsame Sache machen und erst recht beim Kochen. Manchmal müssen Sie Ihre Ideen freilich erst Ihrem Partner oder anderen Menschen, mit denen Sie zusammenleben, schmackhaft machen, sowohl buchstäblich als auch im übertragenen Sinne. Veränderungen in Richtung einer gesunden Lebensweise sollten Sie nicht einfach gegenüber Ihrer Familie durchsetzen (aber natürlich können Sie manche Verbesserungen stillschweigend vornehmen, ohne dass sie auch nur bemerkt werden). Sie brauchen die Zustimmung der anderen. Sie informieren sie nicht einfach über Ihre Ziele, sondern fragen sich auch, was die anderen wohl im Sinn haben mögen. Vielleicht möchten sie gesünder sein oder sportlicher. Hören Sie sich also an, was sie gern anders hätten in ihrem Leben, dann können Sie ihnen Anstöße in Richtung dieser Ziele geben.

Ich kenne eine Frau, der es mit einer List gelang, einige Veränderungen im Ernährungsplan der Familie vorzunehmen. Sie schob einfach gesundheitliche Probleme ihres Mannes vor. Da es um *ihn* ging, gab es keine Beschwerden, und es dauerte keinen Monat, bis er Nahrungsmittel ablehnte, um die er früher zu kämpfen bereit gewesen wäre.

Gehen Sie zum Arzt

Gehen Sie erst einmal zum Arzt. Er wird von Ihrem Vorhaben begeistert sein, aber Sie müssen auch sicherstellen, dass im Hinblick auf die von Ihnen angepeilten Veränderungen keine gesundheitlichen Einwände bestehen. Und denken Sie nur, was er womöglich alles tun kann, um Sie zu unterstützen! Lassen Sie sich von ihm beraten: Manche Krankenkassen beteiligen sich zum Beispiel an den Kosten für ein Fitnessstudio, wenn dies medizinisch begründet ist. Außerdem habe ich gehört, dass jemand von seinem Arzt zum Beispiel Grüntee-Extrakt als Schlankmacher bekam. Kleiner Aufwand – große Wirkung.

Schlankheitsclubs

Schlankheitsclubs sind eine glänzende Idee. Doch, sind sie! Man macht sich gern über sie lustig, aber Tatsache ist, dass sie Wirkung erzielen. Und sie ersetzen Zusammenkünfte, bei denen Kalorien konsumiert werden. Das ist doch perfekt! Ich kenne drei Leute, die bekannten Schlankheitsclubs angehören und hervorragende Ergebnisse erzielt haben. Kaum treten Sie ein, schon haben Sie eine Menge Leute um sich, die Sie unterstützen, weil sie das gleiche Ziel haben. Manche Clubs lassen Sie kostenlos teilnehmen, solange Sie in einem definierten Gewichtsrahmen bleiben. Und diese Clubs sind nicht nur etwas für Frauen. Gut, als Mann werden Sie hier zu einer Minderheit gehören, dafür ist Ihnen mehr Aufmerksamkeit sicher. Wenn die Menschen in Ihrem Bekanntenkreis keinen Sinn für Ihre Ziele haben, kann ich den Schlankheitsclub nur empfehlen.

Bewegungskurse

Wenn Sie sich für ein Bewegungsprogramm anmelden, bekommen Sie ein rückhaltbietendes Netzwerk von Gleichgesinnten dazu. Und immer wenn Sie mit von der Partie sind, nehmen Sie ein bisschen ab und tun etwas für Ihre Gesundheit. Man fühlt sich da getragen, und Spaß macht es auch noch. Eine kleine Mahnung ist jedoch angebracht: Ich boxe, und ich bilde mir ein, als Boxer ziemlich fit zu sein. Einmal habe ich mein übliches Bewegungstraining ausgelassen, weil ich mal zur Boxgymnastik gehen wollte. Das stellte ich mir einfach vor, schließlich würde da ja nicht richtig geboxt. Doch weit gefehlt! Es war die aufreibendste Trainingsstunde meines Lebens, schlimmer als Kampfkunsttraining in Japan, härter als Langlauf in der Wüste. Es gibt Trainingsprogramme, die es richtig in sich haben, sehen Sie also zu, dass Sie gegebenenfalls einen Anfängerkurs buchen oder von vornherein etwas eher Sanftes machen – Yoga, Wassergymnastik, Tai-Chi oder irgendetwas, was Ihnen wirklich liegt. Und selbst wenn es Eisklettern sein sollte, nichts wie los!

Es muss Ihnen wirklich liegen, das ist das Wichtigste; aber Sie müssen es auch durchhalten können. Suchen Sie sich etwas, bei dem Sie auch bleiben, wenn Sie extrem beschäftigt oder müde oder richtig erledigt sind. Machen Sie lieber regelmäßig Tai-Chi und verbrennen jedes Mal nur wenige Kalorien, als mit Step-Aerobic anzufangen und nach dem zweiten Mal aufzugeben. Und wenn ein Freund oder eine Freundin mitkommt, stehen die Aussichten, dabei zu bleiben, viel besser.

Es gibt natürlich Übergewichtige, denen es sehr schwer fällt, auch nur entsprechende Bewegungskurse aufzusuchen. Hier muss man behutsam, aber beharrlich zu Werke gehen, um nicht nur ein wenig abzunehmen, sondern auch die Gelenke und Muskeln wieder in Gang zu bringen, die lange Zeit nicht richtig benutzt worden sind. Bewegungseinschränkungen werden natürlich nicht nur durch Übergewicht verursacht, vielfach auch durch Krankheiten und Behinderungen. Bewegung allein macht niemanden schlank. Sie ist aber eine der vielen kleinen Veränderungen, die Sie vornehmen sollten, um schlank zu werden und zu bleiben.

Das Fitnessstudio

Manche Leute sind geradezu verrückt nach dem Fitnessstudio. Ich auch, aber nicht wegen der geselligen Aspekte. Mich stört es eher, wenn ich angesprochen werde. Ich bin ja dort, um zu trainieren, und alles, was mich dabei unterbricht, finde ich ärgerlich. Viele andere empfinden gerade diesen sozialen Aspekt als wünschenswert. Manchen fällt es auf, wenn Sie einmal wegbleiben, und sie sind immer bereit, Sie beim Verfolgen Ihrer Ziele zu unterstützen. Das gibt wirklich Schwung, wenn Sie sonst nicht viele gesundheits- und bewegungsbewusste Leute um sich haben. Manche finden das Fitnessstudio teuer, aber gerade bei denen sehe ich oft, dass sie das Äquivalent einer Monatsgebühr ganz gern für ein Essen oder ein Trinkgelage auf den Kopf hauen. Denken Sie nur, wie viel Geld wir manchmal für sonstige Vergnügungen ausgeben. Unsere Gesundheit sollte uns mindestens genauso viel wert sein.

Verabreden Sie sich!

Nehmen wir an, es sei gerade Zeit für Ihren täglichen Spaziergang oder für den Aufbruch zum Bewegungskurs oder ins Fitnessstudio. Es ist die Zeit, aber Sie können sich irgendwie nicht aufraffen. Was jetzt?

Sie würden es heute ganz gern ausfallen lassen, aber Sie sind mit einer Freundin verabredet, die Sie auf dem Weg abholen wollen. Sie können Sie nicht versetzen, also los, ins Auto! Die Verabredung bringt Sie auf Trab, sonst wären Sie heute zu Hause geblieben. Es empfiehlt sich also, dergleichen von vornherein zusammen mit Freunden zu unternehmen. So tun Sie sich leichter, bei Ihren Vorhaben zu bleiben.

Gruppendruck

Wenn man sich mit gesundheitsbewussten Leuten zusammentut, unterliegt man dem Sog der Gruppe, der ja auch sein Gutes haben kann. Am Veganerstammtisch wird man sich kaum ein Steak mit Pommes frites servieren lassen, und ins Schlankheitsstudio Figura geht man nicht mit Eis für alle. Suchen Sie sich Freunde, unter denen der Gruppendruck zum Verbündeten wird. Die Gesellschaft von Leuten mit ungesunden Gewohnheiten bringt Ihnen nichts.

Worte und Taten sollten zusammenpassen

Wer das Rauchen aufgeben möchte, hat eher Erfolg, wenn er sein Vorhaben aller Welt bekanntgibt. Am besten, man bezeichnet sich einfach als Nichtraucher. Das scheint auf zwei verschiedenen Ebenen zu wirken. Wenn Sie sich anderen gegenüber als Nichtraucher vorstellen, wird das irgendwann auch das Persönlichkeitsbild, das Sie von sich selbst haben, ändern. Sie sehen sich als Nichtraucher, und dann verhalten Sie sich auch so. Das zweite Wirkprinzip ist die mögliche Blamage. Wenn Sie allen erzählt haben, dass Sie nicht rauchen, möchten Sie ja nicht beim Rauchen erwischt werden! Also rauchen Sie lieber wirklich nicht. Mit dem Abnehmen ist es ganz ähnlich. Ich habe mich zum Posten eines YouTube-Videos hinreißen lassen, auf dem ich meine Muskeln spielen ließ. Ich sagte, ich würde ein neues Bodybuilding-Programm aufnehmen und nach zwei Monaten die Ergebnisse vorführen. Erst eine Woche später wurde mir so richtig klar, dass ich dieses Versprechen einlösen musste. Das war für mich, wie ich ehrlich zugebe, eine große Motivation, bei meinem Programm zu bleiben.

Wenn Sie also abnehmen wollen, dann halten Sie damit nicht hinterm Berg. Wer sich erkundigt, bekommt von Ihnen zu hören, dass Sie jeden Tag ein bisschen abnehmen. Kündigen Sie Ihre Ziele an und machen Sie den Leuten Mut, sich Ihnen anzuschließen. Es mag ein wenig Überwindung kosten, aber klar umrissene und ausgesprochene Ziele sind ein großer Ansporn.

KLEINE VERÄNDERUNGEN DER ERNÄHRUNGSGEWOHNHEITEN

Das Schöne an Zen Food liegt wie gesagt darin, dass Sie mit kleinen Schritten so viel erreichen können. Anstatt von heute auf morgen alles umzukrempeln, was meist nicht lange durchzuhalten ist, gewöhnen Sie sich in kleinen Schritten an überschaubare

Veränderungen, um dann zur nächsten überzugehen. Wenn solch ein Schritt eine natürliche Gewohnheit geworden ist, erkennen Sie auch die dauerhafte Verbesserung Ihrer Lebensweise und Gesundheit. Und hinter jedem dieser Schritte stehen Forschungsergebnisse und Statistiken, die Ihnen garantieren, dass es sich lohnt. Es gibt viele Diätbücher mit Ratschlägen, die etwas taugen mögen oder auch nicht – ich gebe Ihnen hier nur weiter, was sich bewährt hat und nachweislich der Gesundheit dient.

Die Würze macht's

Zimt

Zimt mit seinem wunderbar wärmenden Geschmack trägt auch dazu bei, den Insulinspiegel in einem günstigen Bereich zu halten. Insulin ist das Hormon, dass die Umwandlung von überschüssigem Zucker in Fett steuert. Aus einer im *American Journal of Nutrition* veröffentlichten Studie geht hervor, dass nach dem Genuss von mit 3 Gramm Zimt angereichertem Reispudding weniger Insulin ausgeschüttet wird als ohne Zimt. Neben dieser segensreichen Auswirkung auf den Zuckerhaushalt könnte Zimt auch das Sättigungsgefühl verlängern, weil er offenbar den Rhythmus der Magenentleerungen verlangsamt. Bestäuben Sie also geeignete Speisen mit Zimt, aber übertreiben Sie es auch nicht, da zu große Mengen von ungekochtem Zimt unerwünschte Nebenwirkungen haben können.[14] Sie können

14 Vgl. http://ajcn.nutrition.org/content/89/3/815.abstract und www.medicalnews today.com/releases/41026.php.

Zimt ebenso als Nahrungsergänzung in Form von Kapseln oder Tabletten nehmen, um das Zuckerverlangen und die Insulinreaktion zu hemmen.

Gewürznelken

Klein, aber oho. Auch hier deuten die wissenschaftlichen Erkenntnisse[8] darauf hin, dass eine Nahrungsergänzung mit Gewürznelken sinnvoll sein könnte. Bei Diabetes oder seinen Vorstadien scheinen Nelken den Insulinspiegel stabiler zu halten.

Chili

Chilifans werden erfreut sein, von den günstigen Wirkungen dieses Gewürzes auf den Stoffwechsel zu hören. Der Hauptbestandteil Capsaicin, der für die Schärfe verantwortlich ist, reduziert Attacken von Heißhunger auf genau die allzu salz-, zucker- und fetthaltigen Lebensmittel, die wir meiden müssen. Offenbar empfiehlt sich die Kapselform hier aber nicht, da die Schärfe geschmeckt werden muss. Frische und getrocknete Chilis unterscheiden sich wahrscheinlich nicht in der Wirkung.

Auch hier sollten Sie nicht übertreiben. Machen Sie Ihre Gerichte ruhig so scharf, wie Sie möchten, nur eben nicht zu oft. Nach den bisherigen Forschungen scheint es so zu sein, dass Chili besser als Appetitzügler wirkt, wenn Sie ihn nicht zu häufig verwenden.[15]

15 M. J. Ludy und R. D. Mattes: »The effects of hedonically acceptable red pepper doses on thermogenesis and appetite«, in *Physiology and Behavior* 2011: 102 (3–4), S. 251–258.

Knoblauch

Knoblauch steht nicht nur im Ruf, Vampire fernzuhalten, sondern scheint auch beim Abbau von Übergewicht einiges zu leisten. Bei Versuchsreihen in Israel zeigte sich, dass der durchdringende Geruch von Knoblauch den Teil des Gehirns anregt, der Sättigung signalisiert und folglich den Hunger reduziert. Der Hauptwirkstoff und zugleich der Geruchsträger ist das Allicin, dem mehrere wichtige Gesundheitswirkungen beigemessen werden. So beugt es Gefäßkrankheiten vor, stärkt das Immunsystem und wirkt blutverdünnend. Knoblauch kann man frisch verzehren oder in Kapselform einnehmen, dann sollten Sie sich allerdings vergewissern, dass das Allicin erhalten geblieben ist.

Fünf am Tag oder mehr

Obst und Gemüse

Viele sagen, Obst und Gemüse seien unverhältnismäßig teuer, aber wenn Sie es in ihrer jeweiligen Saison essen und alle paar Tage frisch kaufen, was der regionale Markt hergibt, immer nur so viel, dass nichts verdirbt, bekommen Sie hier weitaus mehr fürs Geld, als wenn Sie sich überfettete und überzuckerte Fertigkost besorgen. Mit einem Häuflein Gemüse und dazu etwas hochwertigem Eiweiß können Sie nahrhaftere und köstlichere Mahlzeiten zubereiten. Vermeiden Sie aber Eintönigkeit in der Gemüseauswahl, seien Sie kreativ.

Essen Sie Äpfel

»An apple a day keeps the doctor away« (»Ein Apfel am Tag erspart den Doktor«) lautet ein englisches Sprichwort, und damit ist der gesundheitliche Wert des Apfels treffend beschrieben. Äpfel enthalten nicht nur ordentlich Vitamin C als potenten Radikalfänger, sondern auch Pektin, das als flüssiger Ballaststoff den Blutzuckerspiegel konstant hält und die Bindung von Cholesterin an Gallensäuren vermittelt und so für seine Ausscheidung sorgt. Vielen sogenannten Zivilisationskrankheiten kann auf diese Weise vorgebeugt werden.

Nie das Frühstück auslassen

Wie es aussieht, hatte Mutter recht: Das Frühstück ist die wichtigste Mahlzeit des Tages. Das englische Wort *breakfast* gibt die Bedeutung noch treffender wieder: Wir brechen unser Fasten, diese lange nächtliche Essenspause, nach der nun der Körper sein Recht einfordert. Dafür sprechen auch die wissenschaftlichen Fakten. Ihr Körper braucht ein Frühstück, sei es auch nur eine nahrhafte Schale Müsli, um auf allen Ebenen gut funktionieren zu können. Das Frühstück hebt den abgesunkenen Blutzuckerspiegel wieder an und bringt den Stoffwechsel in Gang. Wenn Sie nicht nachtanken, fühlen Sie nicht nur dieses »Loch im Bauch«, sondern werden auch »zappelig«, vielleicht sogar ein bisschen »brummig«. Und wenn Sie, wie es bei vielen Diäten empfohlen wird, bis mittags gar nichts zu sich nehmen, schaltet Ihr Körper auf den »Hungermodus« um und speichert erst recht Fett für magere Zeiten.

Rechnen Sie mal nach. Wenn Sie bis zum Mittag nichts essen, fahren Sie vierzehn Stunden oder länger auf Reserve! Das führt dann leicht zu einem besonders üppigen Mittagessen, schließlich schreit der Körper nach Brennstoff, und setzt sich am Nachmittag fort in vielen kleinen Zwischenmahlzeiten und mündet in einem sehr reichhaltigen Abendessen.

Frühstücken Sie also möglichst in der ersten Stunde nach dem Aufstehen. Das Frühstück soll eiweißreich sein, aber auch vollwertige Kohlenhydrate enthalten, und dazu gibt es reichlich heißes Zitronenwasser, Grüntee oder entkoffeinierten Kaffee. Alles, was in Richtung »englisches Frühstück« geht, sollten Sie meiden; es ist zwar eiweißreich, aber viel zu fett. Eier haben besonders viel hochwertiges Eiweiß, und wenn Ihr Frühstück zwei Eier enthält, kann das im weiteren Tagesverlauf Ihre Kalorienzufuhr reduzieren.

Hier ein paar hervorragende und schnell zubereitete Muntermacher fürs Frühstück:

- Rührei (eiweißreich) auf Vollkorntoast: Etwas Räucherlachs dazu, und Sie haben wirklich etwas für Ihren Eiweißbedarf getan.
- Porridge beziehungsweise Haferbrei (Eiweiß, Kohlenhydrate) mit Beerenmix oder Honig und Zimt.
- Super-Energie-Shake (siehe Rezeptteil im Anhang).
- Eiweißomelette mit Lachs.
- Vollkornflocken mit teilentrahmter Milch und Beeren.
- Zwei gekochte Eier mit Vollkorntoast.

Naschwerk

Etwas Süßes zum Naschen, das mögen wir alle, aber es gibt durchaus gesunde und weniger kalorienreiche Varianten, die uns genauso zufrieden machen wie die üblichen Zuckerbomben. Wenn Sie stark Gesüßtes gewohnt sind, wird Ihr Gaumen zunächst ein wenig enttäuscht sein, weil ihm alles relativ geschmacklos erscheint, aber je weniger Zucker Sie konsumieren, desto besser werden Ihnen zuckerarme oder -freie Leckereien schmecken.

Ich habe mich vor Jahren auf zuckerfreie Marmeladen umgestellt, und wenn es heute einmal normale Konfitüre gibt, die ja grob gesagt halb Obst, halb Zucker ist, finde ich sie schier unerträglich süß.

Wir haben im ersten Kapitel bereits über den gesundheitlichen Aspekt des Zuckers und über Süßstoffe gesprochen. Zu Letzteren hier noch ein Wort: Sie werden in der Nahrungsmittelerzeugung in großen Mengen als Zuckerersatz eingesetzt, und oft wird damit der Eindruck erzeugt, sie wären eine gesunde Alternative, doch das ist eine fragwürdige Darstellung. Es gibt nämlich auch die Ansicht, sie seien gesundheitsschädlich, und das schürt natürlich Ängste. Noch ist das letzte Wort über Süßstoffe wie Aspartam und Acesulfam nicht gesprochen, aber meiner Meinung nach halten wir uns lieber an Dinge, die dem Zucker näher verwandt sind, etwa Süßungsmittel auf Steviabasis oder Xylitol – falls wir nicht gänzlich auf Zucker und Süßstoffe verzichten möchten. Es gibt alles Mögliche, was wir als natürliche Süße verwenden können, ohne uns zu sehr mit Zucker zu belasten. Verwenden Sie Honig, Agavensirup, Stevia oder Fruchtzucker sparsam, damit können Sie einen herrlichen Geschmack zaubern, ohne zu viele Kalorien und ohne die mögliche Belastung Ihrer Gesundheit.

Hier ein paar Leckereien, die den obligatorischen Griff zum Schokoriegel voll und ganz ersetzen:

- *Dunkle Schokolade:* Dunkle Schokolade mit 70 Prozent Kakaoanteil oder mehr ist gegenüber Milchschokolade die deutlich bessere Wahl. Sie enthält wesentlich weniger Zucker und mehr antioxidativ wirkende und dadurch gesundheitsfördernde Stoffe. Außerdem schmeckt sie voller und schokoladiger, sodass der Schokoladenhunger viel schneller gestillt ist.
- *Trockenobst:* Wenn Sie viel Trockenobst essen, nehmen Sie auch viele Kalorien zu sich, aber ein paar Stückchen Aprikose, Pfirsich oder Mango sind relativ sättigend und stillen nicht nur das Zuckerverlangen, sondern führen uns auch Faserstoffe, Antioxidanzien und Mineralstoffe zu.
- *Zuckerfreie Muffins:* Sie können ausgesprochen leckere Muffins und Kekse auch ohne raffinierten Zucker backen. Nehmen Sie Vollkornweizen- oder -dinkelmehl, Trockenobst, Bananen oder Süßungsmittel wie Stevia, Agavensirup oder Xylitol, um etwas wirklich Schmackhaftes zu kreieren, das zudem kalorienarm ist und Ihnen Ballaststoffe zuführt. Kinder mögen sie auch und gewöhnen sich so an gesunde Leckereien, die nicht wie übersüßtes Pappmaché schmecken. (Im Rezeptteil finden Sie weitere süße Anregungen.)

Wenn Sie unbedingt naschen müssen, halten Sie etwas Gesundes bereit. Es gibt Untersuchungen, denen zufolge im Büro weniger genascht wird, wenn Süßigkeiten vom Schreibtisch entfernt und so untergebracht werden, dass man eigens aufstehen muss, um etwas davon zu kosten. Das Prinzip lässt sich auch umkehren: Wenn man gesunde kleine Zwischenmahlzeiten an gut erreichbarer Stelle bereithält, kann das deren Verzehr übers Jahr um mehr als 250 Prozent steigern.

Zen-Mahlzeiten

Der allerwichtigste Teil Ihrer Diät sind die Hauptmahlzeiten. Bewegung und reduzierte Zwischenmahlzeiten sichern Ihnen noch keinen dauerhaften Erfolg. Am meisten richten wir mit Veränderungen bei den drei Hauptmahlzeiten aus, die ja, wie der Name schon sagt, den größten Anteil unserer Ernährung ausmachen.

Vieles ist hier Routine. Manches essen wir zu fast jeder Mahlzeit, und bestimmte Gerichte kommen jede Woche vor. Routine beherrscht viele Lebensbereiche – Waschen, Putzen, Arbeit, Schlaf. Routinen bilden sich wie von selbst, und oft merken wir nicht einmal etwas davon.

Die Forschung hat sich unserer Essgewohnheiten angenommen und festgestellt, dass es bei den meisten Leuten eine fünf bis zehn Gerichte umfassende Liste gibt, die immer wieder abgekocht wird. Wie sieht es bei Ihnen aus? Schreiben Sie doch einmal auf, was Sie so kochen – wahrscheinlich gibt es ziemlich viele Wiederholungen, und ein paar Favoriten tauchen fast jede Woche auf.

Vielleicht haben Sie ein etwas breiteres Repertoire oder experimentieren auch gern einmal mit Neuem, aber an den meisten Tagen werden Sie wohl doch etwas kochen, was Ihnen nicht neu ist. Sie werden sehen, dass die Zahl Ihrer Mahlzeiten außer

Haus – im Restaurantbesuche oder Schnellimbiss – ebenfalls ziemlich fest in Ihre Routine eingebunden ist.

Wenn Sie sich das im Einzelnen anschauen, werden Sie bestimmt ein paar sehr kalorienreiche Gerichte in Ihrem Repertoire erkennen. Eine Portion Backfisch mit Pommes frites hat bis zu 1000 kcal (4187 kJ), manche Kebab-Gerichte bringen es auf über 2000 kcal (8374 kJ) – damit verzehren Sie Ihren ganzen Tagesbedarf während einer Mahlzeit.

Und jetzt stellen Sie sich vor, wie viel es ausmachen würde, nur eine einzige dieser kalorienreichen Mahlzeiten gegen etwas Gesundes mit circa 600 kcal (2512 kJ) auszutauschen, das trotz dieses relativ geringen Brennwerts nachhaltiger sättigt als die genannten Imbissgerichte. Das geht, und deshalb möchten wir Ihnen Kaizen-Rezepte nahebringen, die füllen und viel Geschmack haben, dafür aber wenig Kalorien.

Und Sie können ganz entspannt damit experimentieren. Wenn Sie etwas finden, was Ihnen schmeckt, nehmen Sie es einfach in Ihren Ernährungsplan auf. Schon haben Sie eine Kaizen-Veränderung vorgenommen. Immer wenn Sie dieses Gericht zubereiten, ersetzt es ein anderes, das allzu viele Kalorien mitbringt. Unsere Gerichte sind sehr nahrhaft und erstaunlich sättigend, aber arm an Fett und Kalorien. Ich habe die Rezepte im Rahmen meiner eigenen Umstellungszeit entwickelt.

Kalorienarme Getränke,
die gut für Ihre Gesundheit sind

Es wird Ihnen schon aufgefallen sein, dass Getränke bei Zen Food eine bedeutende Rolle spielen. Es liegt daran, dass wir im Westen inzwischen einen Großteil unserer täglichen Kalorienzufuhr mit zuckerhaltigen Getränken und Alkohol bestreiten. Leider sind das auch noch solche Kalorien, die der Körper praktisch sofort zu Fett umwandelt und einlagert.

Als Brausen und Fruchtsaftgetränke erfunden wurden, gab es sie nur zu besonderen Gelegenheiten. Heute sind sie überall massenhaft verfügbar, in Restaurants, Supermärkten, Tankstellen und Fastfoodketten. Nach Angaben des American National Center for Health Statistics konsumiert jeder zweite Amerikaner über zwei Jahren jeden Tag solche Zuckergetränke. In vergleichbaren westlichen Ländern ist es nicht viel anders. Dabei handelt es sich um Limonaden, gesüßte Fruchtsaftgetränke aus Konzentraten sowie Energie- und Sportgetränke der unterschiedlichsten Art. Vielfach wird auch die Verbindung zwischen solchen Getränken und schlechter Ernährung, Übergewicht und Diabetes Typ 2 gezogen.

Haben Sie jetzt noch Lust auf das mancherorts angebotene kostenlose Nachschenken dieser Softdrinks?

Die meisten Menschen nehmen mit solchen Getränken täglich mindestens 250 bis 270 kcal (1047 bis 1130 kJ) auf, bei vielen ist es wesentlich mehr. Überlegen Sie einmal, wie sich das summiert und in wie viele Kilo Fett sich das Jahr für Jahr umwandelt. Auf die Kalorien in unseren Getränken achten wir oft nicht. Das ist sehr kurzsichtig gedacht, es überschwemmt uns mit leeren Kalorien und verdrängt die wirklich nahrhaften Alternativen.

Ich möchte Ihnen deshalb jetzt einige Getränke vorstellen, die der Gesundheit dienen und nicht der Hüftgoldanlagerung. Im Zweifel rate ich Ihnen zu kalorienfreien Getränken wie (Mineral-)Wasser, grünem und Kräutertee.

Aloe-vera-Saft

Aloe-vera-Saft können Sie sich nach dem folgenden Rezept selbst herstellen. Selbst gemachter Aloe-vera-Saft ist von höherem gesundheitlichem Wert, weil Sie ihn direkt aus der Pflanze gewinnen. Handelsprodukte enthalten immer gewisse Zusätze, damit sie länger halten, man kann sie also nicht als hundertprozentig natürlich bezeichnen.

Wo immer es möglich ist, sollten Sie reine Naturprodukte vorziehen. Diesen Saft sollten Sie im Kühlschrank nicht länger als eine Woche aufbewahren; am besten, Sie bereiten immer nur so viel zu, wie Sie innerhalb von zwei Tagen verbrauchen.

Für 300 Gramm reines Aloe-vera-Gel brauchen Sie etwa 400 Gramm Blattgut von einer erwachsenen Pflanze aus heißen (tropischen) Gebieten:

- Schneiden Sie die Spitzen und die mit Zähnen bewehrten Blattkanten weg.
- Halbieren Sie das Blatt der Länge nach und schaben Sie das klare Gel mit einem Löffel aus den Blatthälften, aber vorsichtig, damit Sie nicht auch den direkt unter der Blatthaut angereicherten bitteren gelben Saft erwischen.
- Geben Sie das Gel in den Mixer und gießen Sie den Saft von 3 bis 5 Orangen oder anderen Zitrusfrüchten dazu. Ungefähr 2 Minuten mixen.

- Stellen Sie das so erhaltene Getränk in den Kühlschrank, um es dort mindestens 2 Stunden ruhen zu lassen.
- Danach ist der Saft trinkfertig. Sie können dieses nährstoffreiche Getränk mit Wasser oder zur Geschmacksabrundung mit natürlichen Obstsäften mischen.

Zitronenmelissentee

Die Zitronenmelisse ist ein duftendes, aromatisches Kraut. Die frischen Blätter, einfach mit heißem Wasser übergossen, ergeben einen köstlichen Kräutertee mit intensivem Zitronengeschmack. Das Aroma ist so intensiv, dass die Melisse heute noch kommerziell zur Aromatisierung von Süßigkeiten und Speiseeis verwendet wird. Der Anbau ist sehr unkompliziert. Setzen Sie einfach eine Pflanze, und die Melisse wird sich überall im Garten ausbreiten – Sie müssen schon sehr viel Melissentee trinken, um dagegen anzukommen.

Dieses Getränk ist nicht nur köstlich, kalorienfrei und preiswert, sondern es dient auch noch der Gesundheit. Eine Studie ergab, dass Zitronenmelisse die Fettwerte bei Mäusen senkt. Sie wirkt außerdem gegen Bakterien und Viren und aufgrund ihres Gehalts an Rosmarinsäure leicht beruhigend.[16] Teure Süßgetränke fallen dagegen stark ab!

16 M. Yoon und M. Y. Kim: »The anti-angiogenic herbal composition Ob-X from Morus alba, Melissa officinalis, and Artemisia capillaris regulates obesity in genetically obese ob/ob mice«, in *Pharmaceutical Biology* 2011: 49 (6), S. 614–619.

Grüner Tee

Grüner Tee soll den Stoffwechsel anregen und weitere gesundheitliche Nutzeffekte haben. Im *American Journal of Nutrition* hieß es, drei bis sechs Tassen Grüntee pro Tag regten den Stoffwechsel und damit den Energieverbrauch und die Fettverbrennung an.[17] Die Zauberformel im Grüntee ist eine Gruppe von Stoffen, die »Katechine« genannt werden und sowohl für den bitteren Geschmack des Tees als auch für seine gesundheitlichen Wirkungen verantwortlich sind. Man nimmt an, dass sie die Fettverbrennung unterstützen, Entzündungen hemmen und vorbeugend gegen Herz-Kreislauf-Erkrankungen, Krebs und andere Krankheiten wirken.

Grüner Tee ist auch reich an Bioflavonoiden und Antioxidantien, die das Abnehmen unterstützen und allgemein unsere Gesundheit fördern. Antioxidantien sollen wichtig für die Wirkungsweise des Leptins sein, einer hormonartigen Substanz im Körper, die den Fetthaushalt reguliert. Grüner Tee kann heiß oder kalt getrunken werden, es gibt ihn lose, in Teebeuteln, als Pulver und in Kapseln.

Wasser

Wenn sie 5 bis 10 Minuten vor dem Essen ein, zwei Gläser Wasser trinken, registriert der Körper eine gewisse Fülle, und Sie werden spürbar weniger essen. Aus einigen Untersuchungen geht hervor, dass man im Laufe von drei Monaten immerhin

---

17 Kevin C. Maki et al.: »Green Tea Catechin Consumption Enhances Exercise-Induced Abdominal Fat Loss in Overweight and Obese Adults«, in *Journal of Nutrition* 2009: 139, S. 264–270.

2 Kilo abnehmen kann, wenn man vor den Mahlzeiten Wasser trinkt. Der Effekt ist deutlich stärker als bei Leuten, die lediglich weniger Kalorien zu sich nehmen, aber nicht zusätzlich Wasser trinken.

Zitronensaft

Eine weitere einfache Verbesserung besteht in frisch gepresstem Zitronensaft in geeigneten Gerichten oder einfach in kaltem oder heißem Wasser. Zitronen sind ausgesprochen gesundheitsfördernd, sie enthalten Vitamin C, Säuren und Pektin, die alle nachweislich das Abnehmen unterstützen. Vitamin C fördert die Fettverbrennung. So zeigen Studien eine um 30 Prozent gesteigerte Fettverbrennung beim Training, wenn größere Mengen Vitamin C im Körper vorhanden sind.[18] Zitronensaft ist als Lebertonikum bekannt und spielt bei der natürlichen Entschlackung des Körpers eine entscheidende Rolle. Es kann außerdem die Leber zu gesteigerter Gallensaftproduktion anregen und damit die gesamte Verdauung unterstützen.

Milch

Milch nimmt in der gesunden Ernährung einen wichtigen Platz ein, kann aber als Vollmilch durchaus eine nennenswerte Kalorienzufuhr bedeuten. Wenn Sie gern ein Glas Milch trinken, sollte es Magermilch und nicht mehr als ein Viertelliter sein.

---

18 Carol S. Johnson: »Strategies for Healthy Weight Loss: From Vitamin C to the Glycemic Response«, in *Journal of the American College of Nutrition* 2005: 24 (3), S. 158–165.

Damit nehmen Sie etwa 80 kcal (335 kJ) und ein volles Drittel Ihres täglichen Kalziumbedarfs zu sich.

Obstsäfte

Nicht alle Obstsäfte sind so gesund, wie die Hersteller uns glauben machen möchten. Viele der als gesund gepriesenen Fruchtsaftgetränke sind stark gezuckert, und manche haben Obst nicht einmal von Weitem gesehen, sondern sind vollsynthetisch, mit künstlichen Aromen, Farbstoffen und so weiter. Auch echter Saft, Direktsaft oder aus Konzentrat rückverdünnt ist reich an Fruchtzucker und eher als Mahlzeit denn als Getränk anzusehen. Ein 0,2-Liter-Glas frischer Saft kann bis zu 100 kcal (419 kJ) enthalten. Im Rahmen einer normalen gesunden Ernährungsweise können Sie ruhig ein kleines Glas zwischen den Mahlzeiten trinken, eventuell mit Wasser verdünnt, oder Sie bereiten sich einen Supersaftmix als Bestandteil einer Mahlzeit.

KAPITEL 3

ÄNDERUNGEN
DER LEBENSWEISE

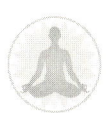

Eine Diät besteht nicht nur aus neuen Gewohnheiten der Nahrungsaufnahme. Auch wenn nicht oft davon gesprochen wird, gibt es viele weitere Faktoren, die Ihre guten Absichten untergraben und sogar Ihre Fortschritte zunichtemachen können. Zen Food ist ein ganzheitlicher Ansatz und berücksichtigt deshalb auch andere Bereiche Ihres Lebens, die eine große Rolle für Ihr Wohlbefinden spielen. Alles, was wir Ihnen hier vorstellen oder ans Herz legen, hat sich als für ein gesundes Leben nützlich erwiesen und ist in den meisten Fällen durch wissenschaftliche Forschungsergebnisse gedeckt.

Ruhephasen sind so wichtig wie der Schlaf. Man weiß zum Beispiel vom Sport, wie bedeutsam Ruhe und Erholung zwischen den Aktivitäten für das Gleichgewicht des Körpers sind. Den meisten Menschen ist aber nicht klar, dass wir auch für unser geistig-seelisches Gleichgewicht Ruhe und Erholung brauchen. Die Informationsflut, die jeden Tag auf uns einstürzt, hält uns in einer Art ständigem Alarmzustand, der uns innerlich regelrecht zermürben kann. Hier wenden wir den »Trick« der

Achtsamkeit an. Um wirklich Ruhe zu finden, muss es im Kopf ruhig werden. Das innere Plappern wird abgestellt, und wir gehen ganz im Augenblick auf. Erinnern Sie sich noch daran, wie Sie als Kind ewig lang den Wolken nachschauen oder einen Käfer im Gras beobachten konnten? Genau diese Ausschließlichkeit der Aufmerksamkeit müssen Sie neu erlernen und sich regelmäßige Pausen von der Hektik der Welt gönnen.

DIE BEDEUTUNG DES SCHLAFS FÜR DAS ABNEHMEN

»Schlafhygiene« ist so wichtig wie Körperhygiene. Der Schlaf ist eine der Säulen unserer Gesundheit, aber oft wird ihm nicht großartig Beachtung geschenkt. Aus Studien und Umfragen, die in den letzten zehn Jahren in den USA und anderen westlichen Ländern durchgeführt wurden, geht hervor, dass rund 60 Prozent der Erwachsenen mehrmals die Woche oder fast jede Nacht Schlafstörungen haben. Wenn der Schlaf ab und an mal gestört ist, wird das sicher nicht zum Problem, aber wenn es immer wieder vorkommt oder Sie auf Kosten Ihres Schlafs arbeiten, studieren oder feiern, werden sich irgendwann langfristige Auswirkungen zeigen. Die Forschung klärt uns darüber auf, dass chronischer Schlafmangel, der sich zu »Schlafschulden« summiert, beträchtliche Wirkungen auf den Stoffwechsel ausübt und damit unter anderem für Gewichtszunahme verantwortlich sein kann. Man führt das auf den Kohlenhydratstoffwechsel zurück, der wiederum den Hormonhaushalt und über diesen unsere Ernährungsmuster, unseren Appetit und unser Gewicht beeinflusst.

Nach einer Studie des Kaiser Permanente Center for Health Research in Portland, USA, haben Menschen, die nachts weniger als sechs oder mehr als acht Stunden schlafen, eine geringere Chance, ihr Gewichtsziel zu erreichen, als andere, die zwischen sechs und acht Stunden schlafen.[19] Außerdem sieht diese Studie einen Zusammenhang zwischen Stress und Übergewicht. Insbesondere wurde betrachtet, wie sich Stress und Schlaf auf das Bemühen abzunehmen auswirken. Ergebnis: Unter Stress und chronischem Schlafmangel sind die Chancen, das Gewicht zu reduzieren, um 50 Prozent geringer. Die Verbindung zwischen Schlafmangel und Übergewicht hatten auch schon frühere Studien gezogen.

Schlafprobleme sind sicher nicht der alleinige Grund für Übergewicht; klar ist dagegen, dass ein Mangel an echter Ruhe und Entspannung zu Veränderungen im Stoffwechselgeschehen führt. Schlaf hat so viele Auswirkungen – es lohnt sich wirklich, auf guten Schlaf zu achten. Die Studie kommt zu diesem Schluss: »Chronischer Stress [durch Schlafmangel verschlimmert] kann Hormonreaktionen herbeiführen, die zur vermehrten Aufnahme von Nahrungsmitteln mit hoher Energiedichte verleiten. Das Essen wird dann ein ›Bewältigungsverhalten‹, und etwas als schmackhaft Empfundenes kann zur ›Sucht‹ werden.«

19 C. R. Elder et al.: »Impact of sleep, screen time, depression and stress on weight change in the intensive weight loss phase of the Life study«, in *International Journal of Obesity* 2012: 36, S. 86–92. Zusammenfassung unter www.nature.com/ijo/journal/vaop/ncurrent/full/ijo201160a.html.

Weshalb ist Schlaf so wichtig?

Haben Sie schon mal eine Nacht durchgemacht? Wie ging es Ihnen am nächsten Tag? Unter anderem waren Sie doch sicher ein bisschen groggy, reizbar, vergesslich und ungeschickt, oder? Schon nach einer schlaflosen Nacht lässt die Konzentrationsfähigkeit nach, die Aufmerksamkeitsspanne verkürzt sich, und bei länger bestehendem Schlafmangel wird die für Sprache, Gedächtnis und Planung zuständige Hirnregion erheblich beeinträchtigt und quittiert praktisch den Dienst. Wir tun uns zunehmend schwer mit rationalen Urteilen und können in kritischen Situationen nicht mehr angemessen reagieren. Auch wenn wir weit hinter dem Weltrekord im Wachbleiben liegen (gegenwärtig elf Tage), leiden viele dennoch bedingt durch die Hektik des Alltags an chronischem Schlafmangel oder an den Auswirkungen von verschobenen Schlaf-wach-Rhythmen. Nach Monaten und Jahren kann das üble gesundheitliche Folgen haben.

Zu wenig Schlaf zu haben beeinträchtigt nicht nur unsere psychische Gesundheit, sondern auch unser Immunsystem. So hören wir von Dr. Diwakar Balachandran, dem Leiter des Schlafzentrums der University of Texas, dass Schlafentzug die Zahl der für eine wirksame Immunreaktion wichtigen T-Zellen senkt und zugleich die Entzündungszytokine zunehmen lässt, sodass wir uns leichter erkälten oder einen grippalen Infekt zuziehen.[20]

20 Denise Mann: »Can better sleep mean catching fewer colds?«, www.webmd. com/sleep-disorders/excessive-sleepiness-10/immune-system-lack-of-sleep, o.D.

Was geschieht im Schlaf?

Es mag so aussehen, als ob da nicht viel passierte: Wir legen uns hin und schlafen. Aber wie wir alle wissen, tut sich doch eine ganze Menge unter der ruhigen Oberfläche in Körper und Geist.

Unser natürliches Schlafmuster besteht aus sich wiederholenden Zyklen von 90 bis 110 Minuten, in denen zwei Abschnitte zu unterscheiden sind, nämlich der REM- und der Non-REM-Schlaf (REM steht für *rapid eye movement*, »schnelle Augenbewegung«). Der Non-REM-Schlaf hat vier Phasen:

1. *Leichter Schlaf:* Wir dämmern dahin, sind aber noch sehr leicht zu wecken.
2. *Echter Schlaf:* Nach etwa 10 Minuten in diesem leichten Schlaf gleiten wir in das nächste Stadium, das durchschnittlich 20 Minuten dauert und den größten Teil unseres nächtlichen Schlafs ausmacht (er dauert bei jeder Wiederholung länger). In dieser Phase verlangsamen sich Puls- und Atemfrequenz.
3. *Übergang in den Tiefschlaf:* Die Hirnstromkurve zeigt zunehmend Delta-Wellen mit besonders niedriger Frequenz. Atmung und Herz sind jetzt ebenfalls besonders langsam.
4. *Tiefschlaf:* In dieser tiefsten Phase ist der Atem rhythmisch, die Muskeln sind entspannt. Wenn wir in dieser Phase geweckt werden, tun wir uns oft schwer, richtig zur Besinnung zu kommen.

Der REM-Schlaf setzt 70 bis 90 Minuten nach dem Einschlafen ein. Unser Nachtschlaf hat drei bis fünf REM-Perioden, in denen unser Gehirn sehr aktiv ist und wir träumen. Der Muskeltonus ist stark herabgesetzt, und jetzt kommt es zu Augenbewegungen. Die Atmung wird schneller, der Blutdruck steigt. Nach der REM-Phase beginnt der Zyklus von Neuem. Wir alle haben sogenannte zirkadiane Rhythmen, die landläufig als »innere Uhr« bekannt sind. (Der Begriff »zirkadian« ist gebildet aus den lateinischen Wörtern *circa* für »um [herum], ungefähr« und *dies* für »Tag«.) Damit werden in der Chronobiologie die inneren (endogenen) Rhythmen bezeichnet, die eine Periodenlänge von etwa 24 Stunden haben.

Ursachen für Schlafstörungen

Wir meinen oft, der Schlaf wäre die natürlichste Sache der Welt und sollte keine Probleme bereiten. Aber viele Menschen erleben gerade hier das genaue Gegenteil, und die Ursachen können vielfältig sein:

- *Die Umgebung:* Vielleicht wohnen Sie in einer lauten Straße, haben laute Nachbarn oder kleine Kinder, die Sie in der Nacht wecken. Es kann auch sein, dass es zu warm oder zu kalt im Haus ist.
- *Körperliche Probleme:* Wenn Sie an chronischen Schmerzen oder an Sodbrennen, Verdauungsstörungen oder sonstigen Krankheiten oder Behinderungen leiden, wird sich das auf Ihren Schlaf auswirken.
- *Psychische Probleme:* Angst und Depression können den Schlaf ernsthaft beeinträchtigen.
- *Gesellschaftliche Zwänge:* Manche befürchten, für langweilig gehalten zu werden, wenn sie vor Mitternacht zu Bett gehen; oder sie haben Angst, etwas im Fernsehen zu verpassen. So kommen sie nicht zu ausreichend Schlaf.

Sie können so einiges für einen besseren Schlaf und mehr Ruhe unternehmen. Experimentieren Sie mit den folgenden Vorschlägen.

Kein Licht während der Nacht

Wir haben eben die innere Uhr angesprochen, unseren charakteristischen Tagesrhythmus. Dieser zirkadiane Rhythmus regelt alle Körperprozesse wie Verdauung, Hormonproduktion und Zellerneuerung, die durch komplexe Wechselwirkungen von Botenstoffen und Nerven ausgelöst werden.

Tag und Nacht ist der Körper mit der Produktion von Hormonen beschäftigt, die uns wecken oder das Einschlafen fördern. Eines der Haupthormone, das für den Schlafzyklus zuständige Melatonin, wird tief im Gehirn in der Zirbeldrüse produziert. Es stabilisiert die Körperuhr und erzeugt unsere Schlafmuster. Die Körperuhr und die Melatoninproduktion kommen durcheinander, wenn wir durch verschiedene Zeitzonen reisen und an Jetlag leiden oder wenn wir selbst unseren Schlafrhythmus missachten.

Das 20. und 21. Jahrhundert halten für uns mehr abendliche Störeinflüsse bereit als jede frühere Zeit – Fernsehen, Computer, Handy beziehungsweise Smartphone und überall ständig elektrisches Licht. Unsere Groß- und Urgroßeltern waren den allermeisten dieser schlafstörenden Einflüsse noch nicht ausgesetzt – vor gut hundert Jahren gab es sie nicht, das heißt elektrisches Licht nur vereinzelt. Wer damals auf dem Land lebte, ging wohl gegen neun zu Bett und stand mit der Sonne auf. Für Licht sorgten unser Zentralgestirn oder eben eine Kerze, eine Öllampe oder Gaslaterne.

Heute betätigen wir einfach Schalter, und so nützlich das sein kann, es bringt unseren Schlafzyklus durcheinander. Die Produktion von Melatonin kommt nicht in Gang, wenn das Gehirn signalisiert, dass genügend Licht vorhanden ist. Die Abenddämmerung bestimmt nicht mehr wie früher, dass die Aktivitäten des Tages enden müssen, sondern wir haben jetzt überall helles Licht, das dem Gehirn suggeriert, es sei noch Tag. Folglich wird weniger Melatonin produziert.

Wissenschaftliche Untersuchungen haben gezeigt, wie tief das unseren Körper und Schlafzyklus beeinflusst – und die Vielzahl unserer heutigen Schlafstörungen auslöst. Wenn Mäuse bei Licht schlafen müssen, nehmen sie um 50 Prozent mehr zu als Mäuse, die im Dunkeln schlafen. Zahlreich sind die Lichteinflüsse, die unseren Schlaf stören: abendliches Fernsehen, ein letztes Checken des E-Mail-Accounts, Licht im Schlafzimmer. Selbst wenn nur ein kleiner Lichtschimmer durchs Fenster hereinfällt, stört das bereits die Melatoninproduktion, und wenn diese so harmlos erscheinenden Dinge zum ständigen Störfaktor werden, schaffen wir uns Schlafprobleme. Hier ein paar einfache Gegenmaßnahmen:

• Hören Sie mindestens eine Stunde vor dem Schlafengehen auf zu arbeiten, schalten Sie Fernseher, Computer (iPad, Smartphone etc.) aus.
• Dämpfen Sie die Beleuchtung am Abend.
• Wenn Sie in der Nacht aufwachen, benutzen Sie kein Licht, um nach der Uhr zu sehen.
• Im Schlafzimmer sollten kein Fernseher im Stand-by-Modus und keine beleuchtete Uhr stehen.
• Wenn Sie nachts zur Toilette müssen, versuchen Sie, ohne Licht auszukommen. Ein gedämpftes Nachtlicht im Flur sollte ausreichen.
• Lassen Sie zum Schlafen kein Licht brennen.

Feste Schlafzeiten sind ideal

Als Kinder hatten wir eher feste Zeiten, um abends ins Bett zu gehen und morgens wieder aufzustehen. Mit zunehmendem Alter änderte sich das. Wir trafen uns mit anderen, hatten zu arbeiten, unterlagen diesem oder jenem Gruppenzwang und mussten keine festen Zeiten einhalten. Wann wir ins Bett gingen, hing von den Umständen oder unserem Ermessen ab und das Aufstehen meist von der Frage, ob es ein Werktag oder Wochenende war. Die wissenschaftlichen Forschungen legen aber dar, dass dieser achtlose Umgang mit unseren Schlafzeiten körperliche und geistige Schäden nach sich zieht, die ein ähnliches Bild bieten wie der Jetlag.

Unser Körper hat nun einmal seine Rhythmen und seine Zyklen des Gehirnstoffwechsels, und um den Schlaf optimal zu nutzen und uns gesund zu erhalten, gibt es kaum etwas Besseres, als unseren natürlichen Schlaf-wach-Rhythmus zu ermitteln. Achten Sie ganz zwanglos darauf, wann Sie am Abend müde werden, und dann geben Sie dem Schlafbedürfnis einmal nach, anstatt sich wie sonst darüber hinwegzusetzen. Wenn Sie sich ein paar Wochen lang an Ihre natürliche Schlafenszeit gehalten haben, werden Sie erleben, dass Sie am Morgen mit und ohne Wecker ganz regelmäßig aufwachen; ohne Wecker aufzuwachen ist natürlich besser.

Widerstehen Sie der Versuchung, an den Wochenenden bis in die Puppen zu schlafen. Damit bringen Sie Ihre innere Uhr durcheinander und werden in der Folge gar nicht richtig wach. Sicher kommt es manchmal vor, dass man erst spät ins Bett geht, doch das macht nichts, wenn Sie tags darauf gleich wieder zu Ihrer Routine zurückfinden. Regelmäßige Schlafzyklen tun Geist und Körper gut, und oft zeigt sich dann auch noch, dass Sie Ihre Zeit produktiver nutzen.

Der Zen-Schlafzimmercheck

Um eine gute Schlafatmosphäre zu schaffen, müssen Sie auf ein paar Voraussetzungen achten:

- Das Schlafzimmer soll weder zu warm noch zu kalt sein. Die Körpertemperatur ist wichtig für tiefen, erholsamen Schlaf, deshalb soll es im Bett eher etwas kühler als allzu warm sein. Für die Bettwäsche ist Baumwolle am besten geeignet, und die Zudecke sollte man nach sommerlichen und winterlichen Verhältnissen wählen. Drehen Sie die Heizung möglichst herunter, sonst könnten Ihre Atemwege austrocknen, was Ihren Schlaf stört. Sollte es im Schlafzimmer allzu kalt sein, lassen Sie die Heizung auf der kleinsten Stufe an.
- Verdunkeln Sie den Raum mit Lichtschutzvorhängen oder dichten Rollos.
- Wenn es zu laut ist, versuchen Sie es mit dicken Vorhängen und Mehrfachverglasung der Fenster. Denken Sie auch an die Möglichkeit, das Schlafzimmer in einen ruhigeren Teil des Hauses zu verlegen.
- Sparen Sie nicht am Bett, den Matratzen und Kissen, schließlich verbringen wir dort einen beträchtlichen Teil unseres Lebens. Manche kaufen ohne Zögern große und teure Fernseher, schlafen jedoch in einem verheerenden Bett. Wer so vorgeht, sollte umdenken. Ist unsere Gesundheit nicht wichtiger als HD-TV?
- Apropos Fernseher: Verbannen Sie ihn aus dem Schlafzimmer. Zu den Eindrücken, die Sie vor dem Schlaf wirklich nicht brauchen, gehören Actionfilme, Hiobsbotschaften in den Nachrichten und platte Comedys. Wenn Sie noch etwas

Unterhaltung möchten, eignet sich ein Buch von gemächlicher Gangart. Oder Liebe.

- Halten Sie ein wenig Ordnung, der Raum sollte frei von Gerümpel sein.
- Wohlige Düfte können entspannend wirken. Es gibt essenzielle Öle, die Ihnen helfen, Ruhe einkehren zu lassen, versuchen Sie es mit Lavendel, Neroli oder Sandelholz.
- Frische Luft ist ebenfalls sehr hilfreich. Belüften Sie das Zimmer irgendwie; stickige Luft beeinträchtigt den Schlaf.

Ein Bad vor dem Schlafengehen

Die in der Nacht leicht absinkende Körpertemperatur kurbelt die Melatoninproduktion an und senkt den Adrenalinspiegel im Blut. Das lässt sich durch ein warmes Bad vor dem Schlafengehen beschleunigen. Beim Abkühlen nach dem Bad werden Sie merken, dass Sie schläfrig werden. Eine eher niedrige Körpertemperatur verbessert Ihre Aussichten auf tiefen Schlaf. Ab etwa fünf Uhr früh steigen Adrenalinausschüttung und die Körpertemperatur an und leiten ganz langsam das Aufwachen ein.

Warme Getränke, aber kein Alkohol oder Koffein

Oma hatte recht, ein warmes Getränk vor dem Zubettgehen fördert den Schlaf. Etwas warmes Wasser oder angewärmte Magermilch können sehr entspannend wirken. Milch enthält die Aminosäure Tryptophan, die Schlaf und Entspannung fördert.

Manche sind sich ganz sicher, dass ein alkoholischer »Schlummertrunk« ihnen schnell den ersehnten Schlaf beschert. Das wäre auch ganz in Ordnung, wenn es bei »einem Schlückchen«

bliebe. Alkohol erzeugt Bettschwere, aber zu viel davon lässt Sie später wach liegen. Wenn Sie etwas trinken möchten, dann sollten Sie es lieber einige Zeit vor dem Zubettgehen tun.

Wer viel Kaffee, Tee und Cola trinkt und schlecht schläft, kann das Problem sehr einfach lösen: Fahren Sie den Konsum zurück oder sehen Sie wenigstens zu, dass sie nach vier Uhr nachmittags keines dieser Getränke mehr zu sich nehmen. Alles, was Sie später noch an solchen Getränken zu sich nehmen, wird wahrscheinlich Ihren Schlaf stören.

FESTE FEIERN

Erteilen Sie sich keine Ausnahmegenehmigungen

Es besteht kein Grund, Ihre guten Vorsätze und Ansätze in den Wind zu schlagen, nur weil Weihnachten oder Ostern ist, nur weil Sie oder Ihre Tochter Geburtstag haben, nur weil Sie im Urlaub sind oder der Grillsommer ausgebrochen ist. Klar, Sie können ein gutes Essen genießen und etwas trinken, aber man muss sich ja nicht gleich gehen lassen.

Man denkt in solchen Situationen gern: »Ja, ja, mein guter Vorsatz zum neuen Jahr wird darin bestehen, dass ich alles, was ich mir jetzt anfresse, wieder abspecke« oder auch »Morgen fange ich mit der Diät an«. Derartige Ausreden haben wir schnell parat, aber die Erfahrung und die Erhebungen zeigen, dass solche Vorsätze in weniger als 5 Prozent der Fälle zu dauerhaften Veränderungen führen. Wenn Sie keinen eisernen Willen haben, sind die guten Absichten nach drei Wochen dahin. Warum geht es so nicht? Nun, solche Vorsätze werden ja oft

Wochen vor dem Neujahrstag gefasst und sind eigentlich ein klassisches Beispiel für die Einstellung »morgen, morgen, nur nicht heute«. Alles, was noch weit in der Zukunft liegt, erscheint uns möglich und erreichbar, nicht wahr?

Wir haben das alles schon vor Augen: wie wir Kühlschrank und Regale von allem Unerwünschten befreien werden und es durch lauter gesunde Sachen ersetzen; wie wir jeden Tag ins Fitnessstudio gehen werden und dann zu Saisonbeginn in unsere neuen hautengen Klamotten passen. Aber weshalb passiert das nicht oder nicht so, wenn es dann in die Tat umgesetzt werden soll? Sehr oft stecken wir unsere Ziele einfach zu hoch und machen sie praktisch unerreichbar, wir wollen zu schnell zu viel erreichen. Wir möchten gleich Erfolge sehen und sind enttäuscht oder gar demoralisiert, wenn die Dinge nicht wie vorgestellt laufen. Und genau darin unterscheidet sich die Zen Food von anderen Diäten. Sie haben es bereits mehrfach in diesem Buch vernommen: Kaizen ist die Kunst der kleinen, aber dauerhaften Veränderungen, und das gilt für alle Bereiche unseres Lebens.

Machen Sie es sich leichter, stellen Sie gar nicht erst diese Liste für später auf, die Ihnen vorschreibt, jeden Tag ins Fitnessstudio zu gehen, Zucker gänzlich wegzulassen, zehn Kilo abzunehmen. Formulieren Sie anders, beziffern Sie die Zielvorstellungen so, dass Sie jetzt schon zu kleinen, allmählichen Veränderungen kommen, die sich auch durchhalten lassen. Ja, bemühen Sie sich, ins Fitnessstudio zu gehen, aber wenn es einmal gar nicht klappt, versuchen Sie es ersatzweise mit irgendeiner anderen Bewegungsform. Gehen Sie zu Fuß von der Arbeit nach Hause oder betätigen Sie sich dort eine Viertelstunde mit dem Staubsauger. Nichts muss hier in Stein gemeißelt sein, aber wenn Sie aktuell zu kleinen Verhaltensänderungen kommen, statt die großen zu verschieben, werden sich für Ihren Körper auch nach und nach kleine Veränderungen ergeben. Wenn Sie Zucker und Koffein aus Ihrem Alltag verbannen möchten, brauchen Sie sie nicht auf einen Schlag komplett abzusetzen, das kann Entzugskopfschmerzen und andere kleine Übel zur Folge haben. Reduzieren Sie lieber nach und nach: zwei Tassen Kaffee pro Tag statt vier wie bisher; ein halber Löffel Zucker statt eines ganzen, dann ein viertel Löffel und so weiter, bis Sie den Zucker weglassen können. Auf diese Art wird der Körper nicht so sehr nach den unerwünschten Nahrungsbestandteilen oder Getränken schmachten, und der Unterschied nach der sanften Veränderung fällt Ihnen auch gar nicht so sehr auf. Bald werden Sie sich fragen, wie Sie überhaupt je Zucker in Ihren Tee hatten rühren können – igitt!

Es gibt einen enormen sozialen Druck und Medienhype, um Neujahrsvorsätzen zu folgen oder die Bikinitauglichkeit bis zur nächsten Saison zu erreichen. Das Ganze ist ja eigentlich selbst wieder nur ein anderer Ausdruck für die »Fressmentalität«: Zen Food hat dagegen etwas Stetiges, und wenn Sie das ganze Jahr über bei Ihren kleinen, aber verlässlichen Veränderungen beziehungsweise neuen Gewohnheiten bleiben, werden Sie gar nicht erst auf den abwegigen Gedanken einer Crashdiät oder eines zweiwöchigen Trainingsmarathons verfallen – danach würden Sie ja nur wieder in den alten Schlendrian zurückgeraten, erneut zunehmen, prompt Gewissensbisse bekommen und es dann wieder mit neuen Gewaltmaßnahmen versuchen. Das Schöne an kontinuierlichen kleinen Veränderungen liegt darin, dass sie schnell zum festen Bestandteil Ihres Lebens werden und Sie sich dann verwundert fragen, wie Sie je auf herkömmliche Diäten verfallen oder wie Sie auf die Idee kommen konnten, zwei Wochen wie verrückt zu trainieren, nur um dann entnervt aufzugeben. Stellen Sie sich lieber vor, in Bikini oder Badehose *immer* eine gute Figur zu machen und zu wissen, dass Sie Ihre Ernährung im Griff haben können, weil Sie es möchten, nicht, weil Sie es müssen.

Vergessen Sie also nicht, dass es auf kleine, aber dauerhafte Veränderungen ankommt, auf kleine Opfer für *große* Erfolge.

Lassen Sie sich nicht überreden

Sie kennen das sicher: Sie sind irgendwo zu einer Abendgesellschaft oder sonst einem Anlass eingeladen und gehen mit dem Vorsatz dorthin, keinen Alkohol zu trinken, kein Dessert zu essen oder irgendetwas anderes zu meiden, was Sie aus persönlichen Gründen nicht zu sich nehmen möchten. Vielleicht reagieren Sie auf bestimmte Inhaltsstoffe empfindlich, die Ihnen auf den Magen schlagen oder sonstiges Unbehagen bereiten. Sie selbst können mühelos auf den Wein, die Vorspeise oder das Sahnedessert verzichten, aber es ist jemand da, dem das partout nicht zu passen scheint. Diese Person, vielleicht sind es auch mehrere, setzt alles daran, Sie umzustimmen, und dabei üben solche Leute (vielleicht sogar »gut gemeint«) mitunter so viel Druck aus, dass Sie ein schlechtes Gewissen bekommen oder sich fühlen, als seien Sie undankbar, ein bisschen unterbelichtet oder eine Spaßbremse.

Es gibt zwei Dinge, die ich wirklich nicht vertrage, nämlich Weißwein und Sahne. Von beiden wird mir speiübel, und zwanzig Minuten nach ihrem zweifelhaften Genuss kommt es bei mir zu unangenehmen Folgen, auf die ich hier nicht näher eingehen möchte; nur so viel sei gesagt, dass die Toilette dann nicht weit weg sein darf. Erst dachte ich, es handle sich um eine unglückselige Verkettung verschiedener Einzelumstände, doch nachdem es mehrmals vorgekommen war, beschloss ich, das Risiko einfach nicht mehr einzugehen. Allerdings hätte ich mir nicht träumen lassen, wie irrational und ablehnend viele Leute darauf reagieren würden. Einmal wurde mir ein Glas Sekt angeboten, das ich freundlich dankend ablehnte. Die erste Reaktion war noch ganz lustig, aber es wurde dann schnell ernst.

»Sie mögen keinen Sekt?«, fragte meine Gastgeberin.

»Nein, vielen Dank, ich möchte keinen.«

Sie wiederholte mit leicht erhobener Stimme: »Sie mögen keinen Sekt?«

»Äh, nein. Nein, wirklich nicht.«

Dieselbe Frage kam noch einmal, diesmal mit betont ungläubigem Unterton, ziemlich laut und eine Oktave höher. Allmählich kam ich mir ein bisschen blöd vor, alle Augen waren auf mich gerichtet, und sie legte mit einer Frage nach, auf die man erst einmal kommen muss: »Weshalb um alles in der Welt mögen Sie denn keinen Sekt?« Es war für sie offenbar undenkbar, dass einem der Geschmack nicht zusagen konnte (was bei mir übrigens der Fall ist), und davon abgesehen waren doch noch verschiedene andere Gründe denkbar. Vielleicht nahm ich Medikamente, die sich nicht mit Alkohol vertrugen, vielleicht war ich auf Diät, vielleicht war ich ein genesender Alkoholiker, der unbedingt trocken bleiben mochte, und vielleicht *wollte ich einfach keinen Alkohol zu mir nehmen!*

Sie ging so unsensibel mit der Situation um, dass ich ihr am Ende sehr direkt Bescheid geben musste. Etwas Ähnliches erlebe ich, wenn ich auf Sahnehaltiges verzichten möchte. Ich muss mich da rechtfertigen. Ginge es um Sellerie, käme wohl

niemand auf die Idee, mich dazu zu nötigen oder mich anzu-
schauen, als hätte ich nicht mehr alle Tassen im Schrank. Es
liegt wohl daran, dass Sahne für die allermeisten Menschen etwas Lustvolles hat und sie deshalb nicht begreifen, weshalb man
sich das versagt. Eine Frau gestand mir einmal, sie würde lieber
die fatalen Folgen in Kauf nehmen, als sich keine Sahne mehr zu
gönnen.

Aber wie kommt es überhaupt dazu, dass wir uns rechtfertigen müssen, wenn wir keinen Alkohol, keine Vorspeise, keinen
Kuchen möchten? Es ist wohl eher so, dass die Leute uns drängen, weil es *ihnen* unangenehm ist, wenn wir nicht tun, was sie
tun. Und es wird nicht immer ausgesprochen, aber viele legen es
sich in ihrer kompensierenden Argumentation so zurecht, dass,
wenn einer nicht ordentlich mitbechert, er nur etwas wie einen
asketischen Fimmel haben kann, ein Mönch oder eine Nonne
ist und genauso unterhaltsam sein wird.

Viele Leute hätten gern, dass wir bei dem mitmachen, was sie
so treiben, dann fühlen sie sich besser, was ihre »Laster« angeht.
Wenn wir mit von der Partie sind, glauben sie, sich erst recht
gehen lassen zu können, und das gilt natürlich umgekehrt auch
für uns. Es gibt alle möglichen subtilen und weniger subtilen
Formen dieser Nötigung oder Verlockung, und sie kann von Ihrer Mutter, Ihren Geschwistern und Freunden oder auch von
Ihrem Partner ausgehen – und vielfach machen wir nur allzu
gern mit. Wenn andere sich den Sauf- oder Fressgelagen anschließen, ist einem einfach weniger unwohl dabei. Die Mittel
reichen von zarten Andeutungen – »Jetzt komm, es ist doch dein
Geburtstag!« – bis zur ausgewachsenen psychologischen Erpress-
sung, und da geht es immer darum, wie sehr man doch geliebt
wird und wie lieblos man sich seinerseits zeigt. Uns allen ist das

stereotype Bild der Mutter geläufig, die ihre Kinder zum Essen bringen will und notfalls das ganze Arsenal an seelischen Druckmitteln auffährt, von »Du bist ja nur Haut und Knochen« bis zu ganz vertrackten Spielen nach dem Muster: »Du magst nicht, was deine Mama dir macht!«

Im Gesellschafts- und Familienleben laufen allenthalben solche Spielchen. Wenn jemand glaubt, einen anderen zu irgendetwas Ess-, Trink- oder Schnupfbarem nötigen zu müssen, fehlt es ihm einfach an Augenmaß, und solchen Leuten muss man sich entziehen. Wenn jemand Ihnen zusetzt, nur weil Sie etwas tun möchten, was gut für Ihre geistige und körperliche Gesundheit ist, dann ist das wohl sein Problem und eigentlich eine Art Schikane. Lassen Sie sich von niemandem in einen Zwiespalt drängen, wenn Sie etwas tun, was einfach richtig ist. Bleiben Sie Ihrer Disziplin treu.

Verbunden durch das Essen?

Ein romantisches Abendessen oder mit ein paar Knabbereien vor dem Fernseher kuscheln, das kann herrlich sein, nicht wahr? Ziemlich häufig kommt man sich über das gemeinsame Futtern näher, und das kann wie gesagt wunderbar sein, aber es kann auch zur Regel werden, und da tun wir dann zu viel des Guten. Lust und Liebe lassen eine starke Verbindung entstehen, und wenn das Essen in diesem Prozess eine große Rolle spielt, entsteht schnell der Eindruck, es gehöre zwangsläufig dazu. Natürlich können Sie sich der Intimität eines Liebesmahls ganz hingeben, aber es sollte etwas Besonderes bleiben, sonst entstehen ungünstige Assoziationen, die uns verleiten, das Essen generell mit dem Aufbau von Nähe gleichzusetzen. Unser Gehirn lernt dann, Lust müsse an den Verzehr kalorienreicher Dinge gekoppelt sein – doch das führt letztlich zu nichts anderem als Übergewicht. Nutzen Sie solche Gelegenheiten lieber dazu, noch intimere Bereiche zu erkunden. Außerdem: Wenn es eine heiße Liebesnacht werden soll, ist ein allzu voller Bauch nicht gerade eine gute Ausgangsbasis.

FÜR EINE REIBUNGSLOSE VERDAUUNG SORGEN

Unser Verdauungssystem ist für unseren Körper von entscheidender Bedeutung. Es schließt nicht nur die Nahrung auf und entsorgt die Abfälle, sondern versieht viele weitere Dienste, von denen abhängt, ob wir zu- oder abnehmen. Viele meinen, das Verdauungssystem bestehe einfach aus Magen und Darm, aber eigentlich beginnt es am Mund und endet am, nun ja, Gegenpol. Es umfasst, genauer gesagt: Mund, Speiseröhre und Magen, dann den Dünndarm mit Zwölffingerdarm (Duodenum), Leerdarm (Jejunum) und Krummdarm (Ileum) und schließlich den Dickdarm mit Blinddarm, Grimmdarm und Mastdarm und zuletzt dem After. Zum Verdauungssystem werden außerdem Leber, Gallenblase und Bauchspeicheldrüse gezählt. Alle diese Organe sind in die Verwertung unserer Nahrung einbezogen, und das Ganze beginnt im Mund.

Noch bevor wir mit dem eigentlichen Essen anfangen, setzt der Verdauungsprozess mit der vermehrten Bildung von Speichel ein, der mit Enzymen angereichert ist. Man braucht das Essen nur zu riechen oder sich darauf zu freuen, schon läuft einem das Wasser im Mund zusammen. Bereits beim Kauen beginnt die chemische Aufschließung der Speisen durch Enzyme: Amylase spaltet Stärke, Lipase spaltet langkettige Triglyceride in Teilglyceride und freie Fettsäuren. Die Mundmuskulatur, insbesondere die Zunge, bewegt den Nahrungsbrei dann zum Schlund und in die Speiseröhre, die für die Weiterbeförderung in den Magen sorgt, wo unsere Nahrung einem Cocktail von Enzymen und Säuren und verschiedenen anderen Einflüssen ausgesetzt wird.

Nach etwa einer Stunde im Magen gelangt der vorbearbeitete Nahrungsbrei dann in die verschiedenen Abschnitte des Dünndarms, wo der Hauptteil der Verdauung und der Resorption der aufgeschlossenen Nahrung stattfindet. Unterwegs werden Gallensaft und Bauchspeicheldrüsensekret zugeführt, und die Dünndarmenzyme vollbringen jetzt den chemischen Zauber der Zerlegung von Fetten und der Aufschließung unserer Nahrung in Bestandteile, die dann ins Blut beziehungsweise ins Lymphsystem übergehen können. Toxine und sonstige Abfallstoffe werden ausgesondert und zur weiteren Bearbeitung an die Leber und die Nieren weitergeleitet. Was übrig bleibt, gelangt in den Dickdarm, wo vor allem Wasser für den Körper zurückgewonnen wird, während der Rest im Dickdarm weiterbefördert und schließlich ausgeschieden wird.

Wenn unser Körper die Nährstoffe optimal aufbereiten und uns zur Verfügung stellen soll, müssen wir dafür sorgen, dass unsere Verdauung reibungslos läuft. Das muss aber nicht kompliziert sein, ein paar einfache Maßnahmen können hier viel bewirken:

• Kauen Sie Ihr Essen immer gut, dann können die Enzyme des Speichels bereits gute Vorarbeit leisten.

- Gestalten Sie Ihren Speiseplan abwechslungsreich, es sollen viele lösliche und unlösliche Ballaststoffe enthalten sein. (Wenn Sie am Reizdarmsyndrom leiden, sind die üblichen Ballaststofflieferanten – Weizenkleie, Hülsenfrüchte und so weiter – möglicherweise nicht die beste Wahl. Greifen Sie in diesem Fall lieber zu Obst, Gemüse und Haferflocken.)
- Trinken Sie viel Wasser, grünen oder Kräutertee.
- Setzen Sie sich zum Essen. Die Mahlzeiten im Stehen oder Gehen einzunehmen kann die Verdauung stören und Blähungen verursachen.
- Essen Sie regelmäßig. Unregelmäßige Mahlzeiten tun der Verdauung nicht gut.
- Nehmen sie präbiotische und probiotische Nahrungsergänzungen; auch Naturjoghurt und Kefir, reichlich genossen, halten die Bakterienflora Ihres Darms bei Laune.
- Versuchen Sie stets, möglichst entspannt zu bleiben. Stress und Hektik beeinflussen die Darmbewegungen.
- Bewegen Sie sich regelmäßig. Schon ein strammer Spaziergang jeden Tag tut der Verdauung gut.
- Trinken Sie warmes Wasser mit Zitronensaft, dass soll die Produktion von Verdauungssäften ankurbeln und die Leber bei der Produktion der für die Verdauung so wichtigen Galle unterstützen.

BEWEGEN SIE SICH JEDEN TAG

Es mag sehr ehrgeizig klingen, jeden Tag für ausreichend Bewegung zu sorgen, doch wenn wir bedenken, dass manche Menschen bis zu zwölf Stunden am Tag sitzen, verdient das Thema wohl ein wenig Beachtung. Dazu gibt es interessante Aussagen des an der Mayo Clinic in Minnesota arbeitenden britischen Wissenschaftlers James Levine. Er konnte zeigen, dass sich die Anfälligkeit für Herz-Kreislauf-Erkrankungen um bis zu 80 Prozent senken lässt, wenn man sich den ganzen Tag über immer wieder mal bewegt. Für ihn ist das Sitzen »eine Art neues Rauchen«, und deshalb hat er etwas entwickelt, was er *work fit* nennt, eine Mischung zwischen Bildschirmarbeitsplatz und Laufband. Er empfiehlt, bei der Arbeit zu stehen oder – noch besser – zu gehen. Seine Forschungen und Experimente haben ergeben, dass man »pro Tag bis zu 350 kcal [1465 kJ] zusätzlich verbrennt und außerdem bessere Arbeit leistet, wenn man für zweieinhalb Stunden nicht sitzt, sondern steht«.[21]

Es ist ja bekannt, dass Bewegung den Körper erwärmt, und das bedeutet, dass Kalorien verbrannt werden. Da wir meist viele Stunden des Tages sitzend zubringen – bei der Arbeit, während der Fahrten, vor dem Fernseher und so weiter –, sind wir anfällig für Übergewicht, aber auch für ernstere Konsequenzen wie Diabetes und Herzkrankheiten. Alle möglichen Arbeiten werden uns von Geräten abgenommen, sodass wir noch weniger Anlass haben, uns zu bewegen. Das lässt sich sogar beziffern: In der Glaubensgemeinschaft der Amischen wird die moderne Lebensweise mit den meisten der modernen Gerätschaften abgelehnt. Wo wir pro Tag 5000 bis 6000 Schritte gehen, sind es bei ihnen 14 000 bis 18 000.

Was also können wir ändern? Nun, sehen Sie einfach zu, dass Sie in Ihren Tagesablauf möglichst viel Bewegung integrieren.

---

21 Amanda Bankston: »Office-dwellers stand up to ›sitting disease‹«, in *Star Tribune* (Minneapolis), 9.2.2012, www.knoxnews.com/news/2012/feb/09/off-the-couch-active-options-feb-10/?print=1.

Sie müssen nicht Ihrem ohnehin übervollen »Sitzungstag« auch noch eine Stunde im Fitnessstudio abringen, aber suchen Sie sich einfache Aktivitäten, die sich problemlos einbinden lassen: ein kleiner Spaziergang in der Mittagspause, die Treppe statt den Aufzug benutzen, beim Telefonieren auf und ab gehen, bei Arbeitsbesprechungen stehen, Hausarbeit, Kochen, sich während der Kaffeepause im Stehen mit dem Freund unterhalten, Bügeln, Wäsche zusammenlegen – sogar das Herumzappeln schlägt hier positiv zu Buche. Sie wissen schon, was ich meine, heben Sie den Allerwertesten einfach so oft wie möglich von seinem Sitz. Wenn Sie sich das zur Regel machen, können Sie täglich 500 bis 1000 kcal (2092 bis 4184 kJ) zusätzlich verbrennen.

KAPITEL 4

BEWEGUNG ODER DIE KUNST DER FETTVERBRENNUNG

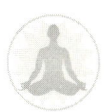

Abnehmen heißt Fett verbrennen, darin sind wir uns sicher einig. Seltsamerweise widmen sich nicht viele Diäten diesem Aspekt. Das ist hier anders. Zen lehrt den direkten Weg zu unseren Zielen, einen Weg, auf dem wir nicht zaudern oder uns ablenken lassen. Ganz wichtig ist es auf diesem Weg, sich in der Kunst der Fettverbrennung zu üben. Dazu müssen Sie die Abläufe im Einzelnen kennen, aber sie müssen auch lernen, sich in den Fettstoffwechsel Ihres Körpers einzufühlen. Betrachten Sie das wirklich als eine Kunstform, als würden Sie lernen, ein Instrument zu spielen oder zu malen. Auch hier gilt: Übung macht den Meister.

Wenden Sie die in den bisherigen Kapiteln vorgestellten Kaizen-Prinzipien auch auf Ihr Bewegungsprogramm an. Zielen Sie auf kleine, aber dauerhafte Veränderungen ab. Erst wenn eine Veränderung wirklich »sitzt«, sollten Sie die nächste in Angriff nehmen.

Konkret wird es hier um folgende Kaizen-Veränderungen gehen, die wir in diesem Kapitel besprechen wollen:

- Sie müssen Ihren Feind kennen, das heißt über die Mechanismen der Fettspeicherung und -verbrennung Bescheid wissen.
- Sehen Sie in Ihrem Wochenplan Zeiten für körperliches Training vor.
- Stellen Sie schlechte Angewohnheiten ab, die Ihren Körper bei der Fettverbrennung behindern.
- Sorgen Sie für Veränderungen, die den »Nachbrenneffekt« verstärken.
- Wählen Sie Nahrungsergänzungen, die der Fettverbrennung beim Training Auftrieb geben.
- Achten Sie vor und nach dem Training auf verbrennungsfördernde Ernährung.
- Optimieren Sie Ihre Ruhezeiten.
- Führen Sie sich Ihre Erwartungen anhand einer Meditation vor Augen.

Sehen wir uns nun kurz an, wie die Fettablagerungen überhaupt zustande kommen.

WIE FETT GESPEICHERT WIRD

Fett ist die Energiereserve unseres Körpers. In guten Zeiten speichert der Körper Energie in Form von Fett. Kommen dann magere Zeiten, kann er auf diese Reserve zurückgreifen. Das ist seine Überlebensstrategie. Fettdepots entstehen unter bestimmten Umständen und in bestimmten Lebensphasen besonders leicht, nämlich

- in der Kindheit und Jugend,
- in hormonellen Umbruchphasen wie Schwangerschaft und Wechseljahren sowie
- im Erwachsenenalter bei zu üppiger Lebensweise und zu wenig Bewegung.

Frauen haben mehr Fettzellen als Männer, aber hier besteht eine gewisse erblich bedingte Schwankungsbreite. Ein Kleinkind hat fünf bis sechs Milliarden Fettzellen, ein gesunder Erwachsener 25 bis 30 Milliarden. Übergewichtige haben etwa 75 Milliarden Fettzellen, und bei extremer Fettleibigkeit können es 250 bis 300 Milliarden sein.

Fettzellen wachsen oder schrumpfen je nach der Menge der aufgenommenen Nahrung. Wenn Sie die für Sie richtige Menge an Nahrung und Kalorien zu sich nehmen, bleiben die Fettzellen klein; übersteigt jedoch die Zufuhr den Energieverbrauch, speichern die Fettzellen den Überschuss und gehen auf wie Luftballons.

Zur Fettspeicherung kommt es eher dann, wenn Sie große Mengen auf einmal essen. Auch die Forschung bestätigt es: Wir tun uns keinen Gefallen damit, wenn wir viele Kalorien in kurzer Zeit zu uns nehmen. Wer die gleiche Kalorienmenge über den ganzen Tag verteilt, neigt viel weniger zur Bildung von Fettdepots. Die Anzahl der Fettzellen lässt sich nicht reduzieren, aber sie werden kleiner, wenn Sie sich richtig ernähren. Sobald Sie zu schlechten Ernährungsgewohnheiten zurückkehren und sich zu wenig bewegen, werden auch die einzelnen Fettzellen sofort wieder fülliger.

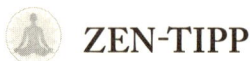 **ZEN-TIPP**

Um ständig Fett zu verbrennen und die Fettzellen schlank zu halten, sollten Sie nie mehr Kalorien zu sich nehmen, als Sie verbrennen – und bewegen Sie sich jeden Tag!

DER ABLAUF DER FETTVERBRENNUNG

Als Brennstoffe nutzt unser Körper Kohlenhydrate, Fett und Eiweiß – aber am liebsten ist ihm Zucker. Er verwandelt sogar alle Kohlenhydrate, die wir zu uns nehmen, in eine »Glykogen« genannte Zuckerform, die in der Leber gespeichert wird. Der Körper bedient sich wie gesagt aus allen drei Energiequellen, aber er trifft spezielle Vorkehrungen, die sicherstellen, dass er seinen Hauptenergiebedarf aus den Fettspeichern deckt. Wir sprechen hier vom Fettstoffwechsel, speziell von der Lipolyse, also Fettauflösung.

Zum Abbau von Fettdepots kommt es auf natürliche Weise, wenn andere Formen der Energiegewinnung – insbesondere aus dem Blutzucker beziehungsweise aus dem Glykogenspeicher der Leber – gerade nicht ausreichend zur Verfügung stehen. Wie erwähnt ist das Körperfett Ihr Reservetank, aus dem sich der Körper nur bedient, wenn er nicht direkt auf Zucker Zugriff hat. Man kann ihn aber darauf trainieren, an seine Fettreserven zu gehen. Man kann entweder fasten, dann bleibt dem Körper keine andere Möglichkeit, als sein Fett in Energie umzuwandeln; oder man hält ihn so intensiv in Bewegung, dass ihm aufgrund der Anstrengung der Zucker ausgeht und er Fett abbauen muss.

Sobald der Körper nicht mehr ausreichend Zucker im Blut vorfindet, setzt ein komplexer hormoneller Mechanismus ein, der für die Freisetzung von Fett aus den Fettzellen sorgt. Wenn dieser Prozess in Gang gekommen ist, müssen Sie zwischen 3500 und 4000 kcal (14 644 und 16 736 kJ) verbrennen, um ein Pfund Fett abzubauen. Mit Ihrer Diät legen Sie es auf ein tägliches Kaloriendefizit von etwa 500 kcal (2092 kJ) an, und wenn Sie dazu noch trainieren, ist es keine große Kunst, in zwei Wochen ungefähr 1 Kilo abzunehmen. Nahrungsreduzierung und Bewegung lautet *die* Zauberformel.

Fettverbrennung im Schlaf

Die lange Nahrungsenthaltsamkeit in der Nacht ist eine natürliche Form des kurzzeitigen Fastens und damit des Fettabbaus. Wenn Sie acht Stunden schlafen, muss der Körper in dieser Zeit auch an seine Fettreserven gehen, und das Schöne am Schlaf ist, dass Sie nichts davon merken und folglich keinen Hunger verspüren. Hier liegt eine wirklich sehr große Chance zum Abnehmen, und wenn Sie meinem Rat folgen, werden Sie jeden Morgen mit etwas weniger Fett am Körper aufwachen. Was könnte Sie mehr motivieren, als täglich solch ein kleines Erfolgserlebnis zu haben?

Wie viel Fett Sie jedoch in der Nacht verbrennen, hängt im Wesentlichen von zwei Faktoren ab: wie lange vor dem Schlafengehen Sie das letzte Mal essen und was Sie da zu sich nehmen.

Abends nach sieben nichts mehr essen

Auf die Super-Power-Fettverbrennung bin ich unter anderem deshalb gekommen, weil ich genau das Gegenteil gemacht habe. Wenn ich abends eine umfangreiche Mahlzeit zu mir nahm, war am Morgen eine Zunahme des Bauchspecks zu verzeichnen. Wirklich, ich nahm über Nacht zu. Bei Männern scheint es so zu sein, dass sie Bauchspeck relativ leicht ansetzen, aber auch schnell wieder abbauen. Viele meinen, es sei ein Märchen, dass späte Mahlzeiten ansetzen, aber nach meiner Erfahrung stimmt es. Aus wissenschaftlicher Sicht jedenfalls steht außer Zweifel, dass man mit einem natürlichen Schlaffasten nur rechnen kann, wenn man nicht kurz vor dem Zubettgehen noch isst. Wenn Sie also einfach darauf achten, dass nach 19.00 Uhr keine Kalorien mehr über Ihre Lippen gehen, werden Sie sicher feststellen, dass Sie im Schlaf mehr Fett verbrennen. Probieren Sie es zwei Wochen lang aus, dann sehen Sie den Unterschied.

Wenig Kohlenhydrate zum Abendessen

Wenig Kohlenhydrate zum Abendessen zu essen ist die wirksamste aller meiner Ernährungsumstellungen. Wichtig ist, dass Sie abends etwas zu sich nehmen, was gut füllt, seine Energie aber langsam abgibt. Ich kann mir kaum etwas Schlimmeres vorstellen, als mitten in der Nacht vor Hunger aufzuwachen. Anfangs habe ich abends immer Salat mit Hähnchenbrust oder Thunfisch gegessen – wenig Kohlenhydrate, viel Eiweiß. Auf diese Art verbrennt man zwar, wie ich bemerken konnte, schnell eine Menge Fett, aber ich mochte mich nicht darauf festlegen. Ich habe mir für das Abendessen eine Reihe von kohlenhydratarmen Rezepten zusammengestellt, und wenn Sie Anregungen brauchen, werfen Sie einen Blick in den Rezeptteil am Ende des Buchs. Wichtig ist, dass Sie viel Gemüse und Eiweiß bekommen, dafür aber wenig leicht verwertbare Kohlenhydrate. Essen Sie abends keinerlei Süßigkeiten. Wenn Sie in dieser Sache noch einen besonderen Anschub für Ihre Motivation brauchen, überlegen Sie doch einfach, was Sie im Schlaf verbrennen möchten: Zucker oder Ihr Körperfett.

Nach meiner kalorienarmen letzten Mahlzeit greife ich manchmal kurz vor dem Zubettgehen noch zu Eiweißpulver in Wasser oder esse etwas Hüttenkäse, damit ich in der Nacht nicht hungrig aufwache und über den Kühlschrank herfalle.

Wenn Sie sich an diese Empfehlungen halten, wird die frei verfügbare Energie für den Körper schon bald nach dem Einschlafen knapp. Das Eiweiß gibt stetig etwas Energie ab und liefert Aminosäuren, die verhindern, dass Muskelmasse abgebaut wird, doch das genügt nicht, um den Blutzuckerspiegel hoch genug zu halten. Jetzt muss der Körper seine Enzyme für den Fettabbau mobilisieren, um sich so zu versorgen. Dieses wunderbar ausgewogene Geschehen zieht sich bis zum Aufwachen durch die Nacht, und beim Frühstück haben Sie acht oder neun Stunden konstanter Fettverbrennung hinter sich. Versuchen Sie es eine Woche lang: jeden Tag ein klein wenig schlanker aufzuwachen.

Salate eignen sich am besten als kohlenhydratarmes Abendessen. Dazu jetzt gleich hier ein besonderer Abschnitt, der Sie mit Anregungen versorgt.

Salate

Salat ist am Abend die beste Wahl, aber seine Zusammensetzung ist sehr wichtig. Wenn Sie ein bisschen Grünzeug unter Schichten von Mayonnaise, Croûtons, Käse und Dressing begraben, führen Sie sich natürlich weitaus mehr Kalorien zu, als Sie je in der Nacht verbrennen könnten. Salate, ob zum Mittagessen oder abends, müssen abwechslungsreich sein, sonst werden sie langweilig. Ich habe ein ganzes Jahr lang zu tun gehabt, bis ich den Bogen wirklich raushatte. Salat ist deshalb so gut geeignet, weil Sie davon so viel essen können, wie Sie möchten, bis Sie richtig satt sind. Als optimales Abendessen hat sich für viele ein großer Salat mit komplexen Kohlenhydraten und reichlich Eiweiß erwiesen. Man kann davon so viel essen, wie man mag, und ist die Nacht über sicher vor Hungerattacken. Nur wird das eben ein wenig langweilig. Nach ein paar Tagen rebelliert etwas in Ihnen und versucht Sie zu etwas anderem zu überreden. Um sich die Lust auf Salat zu erhalten, müssen Sie also Meistersalatkoch oder -köchin werden. Sie müssen die Schlankheitstricks kennen und geradezu wie ein Architekt arbeiten.

Grundsätzliches zum idealen Salat

Sie möchten also lernen, einen gesunden, sättigenden, schlankmachenden Salat auf den Tisch zu zaubern und so abwechslungsreich zu gestalten, dass Sie sich jeden Tag darauf freuen. Abwandlung bedeutet, dass Sie Ihrem Körper alle möglichen verschiedenen Nährstoffe zuführen, die der Gesundheit dienen.

Das wichtigste Prinzip bei der Salatzubereitung: Er muss sättigend sein. Wirklich, der Bauch muss sich so wohlig gefüllt anfühlen, dass Sie nicht ein paar Stunden später doch wieder zu etwas Kalorienreichem greifen. Die Frage lautet also: »Wie kann ich viel Salat mit möglichst wenig Kalorien bekommen?«

Dazu brauchen Sie zunächst viel vegetabiles Füllmaterial, am besten Kohl, kleingeschnittene Karotten oder Staudensellerie, Paprika und Gurken. Die sind alle gut geeignet und machen auch noch knackig frische Geräusche, wenn wir sie essen.

Seien Sie kreativ, sehen Sie sich nach interessanten Zutaten um. Immer wenn Sie im Supermarkt oder Bioladen sind, sollten Sie die Gemüseauswahl begutachten. Es gibt mehr, als man denkt, auch interessante Gemüsesorten mit viel Geschmack und wenig Kalorien. Versuchen Sie es mit etwas Spargel im Salat, variieren Sie den Geschmack mit Parmesan (7 kcal beziehungsweise 29 kJ pro Teelöffel) oder Sardellen, das zaubert mit wenig zusätzlichen Kalorien viel Aroma.

Verwenden Sie als Dressing kalorienarme und hocharomatische Zutaten, etwa Ingwer und Knoblauch. Statt Dressing können Sie auch einfach ein paar Scheibchen frischen Ingwer oder Knoblauch nehmen. Die Zutaten sollen dem Ganzen ein gewisses Etwas und einen Nährwert verleihen und dabei kalorienarm sein. Ich gebe immer eine Handvoll geröstete und gesalzene Sonnenblumenkerne oder eine Körnermischung dazu, die sind nicht nur schön knusprig, sondern auch gesund. Allerdings sind Samen kalorienreich, gehen Sie also vorsichtig damit um. Nehmen Sie davon immer nur so viel, dass die Sache interessant bleibt.

Abwechslung ist das Geheimnis des Salats, deshalb folgt jetzt eine Liste von möglichen Zutaten. Manche werden Sie vielleicht überraschen, aber probieren Sie alle aus.

Die Eiweißbasis

Wählen Sie zunächst eine Eiweißbasis, die Sie dann mit allem anreichern können, was Ihnen gerade vorschwebt:

* *Fleisch:* gegrilltes Hähnchen, Steak, Schinken in Scheiben, Rindfleisch, Chorizo (die kann allerdings recht fett sein, also sparsam verwenden).
* *Eier:* hart gekocht.
* *Käse:* Feta, Parmesan, Hüttenkäse, Halumi.
* *Fisch:* Thunfisch, Lachs, Sardinen, Makrele, Sardellen.
* *Gekochte Bohnen und andere Hülsenfrüchte (auch aus der Dose):* Kichererbsen, Augen-, Kidney-, Cannellinibohnen, französische Linsen (Puy), Zuckermais (frisch oder tiefgekühlt), Erbsen (frisch oder tiefgekühlt).

Kohl

(Weiß-)Kohl ist das beste Salatgemüse. Ich habe immer gern viel fein gehobelten Kohl im Salat, er ist süß und knackig und hält lange vor. Außerdem enthält er viel Vitamin C, auch wenn er nicht unbedingt so schmeckt. Und er liefert viel Glutamin, eine Aminosäure, die entzündungshemmend wirkt und dem Muskelabbau vorbeugt. Manche Untersuchungen deuten außerdem darauf hin, dass Glutamin einen Bezug zur Freisetzung des menschlichen Wachstumshormons hat. Kohl ist so arm an Kalorien, dass Sie ihn unbeschränkt essen dürfen. Bei mir steigt nach Kohl die Körpertemperatur an; den genauen Zusammenhang kenne ich nicht, aber irgendetwas Wärmeerzeugendes muss wohl im Kohl sein.

Paprika

Paprika gibt es in Rot, Gelb, Orange und Grün. Mischen Sie mehrere Farben, das lässt den Salat lebendiger aussehen. Für Salat finde ich die roten und gelben am besten; sie passen gut zu Reis- und Kohlsalat. Schon eine halbe Paprikaschote deckt den empfohlenen täglichen Bedarf an Vitamin C, das gegen freie Radikale wirksam ist (und die wiederum werden mit Krebs in Verbindung gebracht). Untersuchungen an der Arizona State University haben ergeben, dass Vitamin C die Fettverbrennung unterstützt. Knackige Paprikas sollten also oft in Ihrem Salat sein.

Brokkoli

Brokkoli ist schnell gekocht und außerdem köstlich – eine wunderbare Salatzutat. Manche mögen ihn sogar roh, aber ich finde, dass er ungegart etwas Grasiges hat. Ich koche ihn und verwende ihn zu Reissalaten oder Couscous. Brokkoli wird sehr gelobt, weil er so reich an Nährstoffen ist – aber wussten Sie auch, dass er wegen seines hohen Kaliumgehalts blutdrucksenkend wirken kann? Der Mayo Clinic zufolge weitet Kalium die Blutgefäße, was die Verarbeitungsmenge der Nieren steigert und auf diesem Wege den Blutdruck senkt.

Grüne Bohnen

Grüne Bohnen, zu Bohnensalat und Salade Niçoise verarbeitet, sind reich an Vitaminen und Mineralstoffen und tragen auch noch zur Eiweißversorgung bei. Zum Salat werden sie nur ganz leicht gekocht, sodass sie noch knackig sind.

Tomaten

Kirschtomaten schmecken im Salat am besten: einfach waschen und hinzufügen. Aber auch alle anderen Tomaten sind gut für Sie, randvoll mit Lycopen, den Vitaminen A, C, K, Ballaststoffen und Kalium. Tomaten füllen gut und sind aromatisch. Manchmal, wenn ich keine Lust auf Salat habe, können mich ein paar Tomaten durchaus umstimmen.

Avocados

Diese köstliche Frucht bietet an die zwanzig essenzielle Nährstoffe in reicher Fülle, darunter Vitamin C und E, B-Vitamine, Folsäure, Kalium, Zink und Phosphor. Außerdem enthalten Avocados einfach und mehrfach ungesättigte Fettsäuren, die vorbeugend gegen Herz-Kreislauf-Erkrankungen wirken. 30 Gramm Avocado enthalten ungefähr 50 kcal (209 kJ), weshalb diese herrliche Frucht sich gut im Salat oder zerdrückt auf Kräckern macht.

Staudensellerie

Beim Kauen von Staudensellerie verbraucht man mehr Kalorien, als er hergibt, wird gern gewitzelt. Ich weiß nicht, ob das so ist, aber Sellerie ist wirklich sehr kalorienarm, gerade einmal 16 kcal (67 kJ) sind in 100 Gramm enthalten. Trotzdem ist Sellerie aber von erstaunlich hoher Nährstoffdichte, sehr aromatisch und knackig. Mit diesem Gemüse nehmen Sie die Vitamine A, C, K (gut für den Knochenaufbau und vorbeugend gegen Alzheimer), Folsäure, B_2 und B_3 auf – ganz zu schweigen von Antioxidantien wie Zeaxanthin, Lutein und Betakarotin, die auch seinen sehr wirksamen Schutz des Körpers vor Krebs und anderen immunschädigenden Krankheiten ausmachen. Die

Liste der nützlichen Effekte ist beim Sellerie schier endlos, dieses so unspektakulär daherkommende Gemüse sollte fester Bestandteil Ihrer Ernährung sein.

Karotten

Karotten sind ein sehr vitaminreiches und füllendes Gemüse. Ich reibe mir zwei oder drei Karotten in meinen Salat. Früher habe ich sie geschnitten, aber irgendwann war ich es leid, mich durch diese Berge hindurchzunagen. Dass Vitamin A die Sehkraft verbessert, trifft tatsächlich zu; auch für die Knochen und das Immunsystem ist es gut. Karotten sind arm an Kalorien, langen Sie also ordentlich zu, das dient der Schlankheit.

Spinat

Spinat mag ich sehr, aber wenn Sie ihn roh essen möchten, muss er jung und zart sein. Spinat schmeckt leicht ein wenig vor, nehmen Sie also nicht zu viel davon. Er passt auch nicht zu allem, aber probieren Sie ihn zu Eiern, Tomaten und Linsensalaten.

Roter Mangold

Dieses Gemüse kannte ich nicht, bis es mir einmal in einer fertigen Mischung begegnete. Die jungen Blätter erinnern an Spinat, die Stiele bereichern den Salat um einen tiefen Rotton, und nicht zuletzt ist Mangold auch reich an Nährstoffen.

Rucola

Für den griechischen Arzt Dioskurides aus dem ersten nachchristlichen Jahrhundert waren diese Blätter »eine Verdauungshilfe und gut für den Bauch«. Rucola ist von starkem Aroma und einer gewissen Schärfe – und sehr vielseitig. Er macht sich sehr gut in Salaten, aber auch in Pastagerichten und auf der Pizza. Man kann ihn draußen oder im Haus das ganze Jahr über ziehen. Säen Sie ihn einfach in einem Topf oder Blumenkasten aus, und Sie haben immer eine frische, aromatische Salatzutat zur Hand.

Brunnenkresse

Brunnenkresse esse ich immer in dem Gefühl, mir etwas Gutes zu gönnen. Es mag daran liegen, dass ich mir von etwas auf steinigem Untergrund Wachsendem spezielle Nährstoffe verspreche. Der Geschmack ist scharf und stark, ich bin mir nie so ganz sicher, ob ich das wirklich mag. Viele sagen, Brunnenkresse sei gut zum Entgiften, aber mir ist noch nichts begegnet, was dafür spricht, dass die Entgiftungstätigkeit des Körpers von Nahrungsmitteln beeinflusst wird. Jedenfalls ist Brunnenkresse so reich an Pflanzennährstoffen und Antioxidantien, dass es sich lohnt, eine Handvoll in den Salat zu geben: Vitamin A, C und K und dazu Kalzium, Betakarotin und Zeaxanthin – allesamt erstklassige Radikalenfänger und Nährstoffe für die Gesundheit der Augen.

Kopf-, Pflück- und Schnittsalat

Wenn Ihnen Kohl zu schwer ist, nehmen Sie am besten den klassischen Salat. Sie verwenden ihn ebenfalls zum Füllen, aber es gibt etliche verschiedene Sorten, und Sie probieren einfach aus, welcher Ihnen am besten schmeckt. Für mich sind sie alle ziemlich gleich, aber ich weiß, dass manche auf diese oder jene Sorte schwören.

Romana

Romana, auch »Römersalat« oder »Latuga« genannt, wird schon seit über 5000 Jahren gegessen. Ich mag ihn sehr mit seinen kräftigen Blättern und der leicht nussigen Süße.

Eichblatt (grün und rot)

Sie wissen schon, gemeint ist der Salat mit den langen, lappigen Blättern. Kaufen Sie ihn jung und frisch, sonst hat er bald wirklich etwas von Eichenlaub. Er ist leicht zubereitet, weil er kein Salatherz hat. Mir gefällt sein erdiger Geschmack sehr.

Frisée

Friséeblätter haben etwas von gerüschtem Löwenzahn. Ein wenig schmeckt er auch danach, leicht bitter und faserig. Wussten Sie, dass der Friséesalat, eine Sonderform der Endivie, zur Familie der Korbblütler gehört und hier insbesondere mit der Wegwarte verwandt ist? Nun, jedenfalls passt er hervorragend zu verlorenen Eiern und Schinken und lässt sich gut mit anderen Blättern mischen. Nehmen Sie ihn aber nicht als Grundbestandteil eines Salats, dazu ist er zu bitter und übertönt leicht alles andere.

Feldsalat

Viele haben diesen Salat im Garten, weil er auch den Winter über geerntet werden kann. Er hat samtig weiche Blättchen von delikatem Geschmack. Wenn man das Wurzelende abschneidet, zerfällt das Pflänzchen in seine einzelnen Blätter und lässt sich ganz einfach mit jedem anderen Salat kombinieren.

Eisbergsalat

Für mich ist das der König der Salate: lecker, leicht, knackig und füllend. Außerdem ist er vergleichsweise preiswert, man bekommt eine Menge fürs Geld. Eisbergsalat ist etwas für jeden Tag!

Zwiebeln

Ich gebe immer Zwiebeln an meinen Salat, möglichst Frühlingszwiebeln, sonst aber, was gerade da ist. Manchmal sind sie ein bisschen zu scharf und dann auch etwas störend. Schalotten und Lauch können ebenfalls sehr schmackhaft sein, aber im Salat finde ich Frühlingszwiebeln am besten. Sie sind auch von erheblichem Nährwert, haben viel Vitamin C und B_6, dazu Kalium und Mangan. Außerdem sind Sie reich an Schwefelverbindungen, aber keine Angst, mit dem Teufel haben sie nichts zu tun. Zwiebeln sollen gut für die Blutgefäße und den Cholesterinhaushalt sein.

Radieschen

Hin und wieder besorge ich mir Radieschen. Ständig mag ich sie nicht, aber als Abwandlung leisten sie gute Dienste. Sie sind vitaminreich und wirken aufgrund ihres Gehalts an einem Verdauungsenzym namens Diostase als Verdauungstonikum. Manches deutet darauf hin, dass sie auch den Atemwegen guttun.

Dressing, Salatsoße

Es gibt einige akzeptable fettarme Salatsoßen im Handel, die aber meist zu viel Zucker und Salz enthalten. Es ist jedoch nicht schwierig, sich selbst ein supergesundes Dressing zuzubereiten. Hier ein Rezept, das ich fast täglich anwende:

Faulks' Dressing

2 TL Apfelessig
Gemahlener Pfeffer
1 Spritzer Zitronensaft
1 TL gutes Olivenöl

Verschütteln Sie die Zutaten im Schüttelbecher – ein wenig Salatcreme, etwas Knoblauch, gemischte Kräuter oder Senfsamen können auch nicht schaden. Ich verspreche Ihnen, wenn Sie ein bisschen experimentiert haben, ist Ihr selbst kreiertes Dressing besser als alles, was Sie kaufen können, und zudem äußerst kalorienarm.

Wenn es mehr Kohlenhydrate sein sollen

Zu einem Salat, den ich tagsüber esse, nehme ich gern Brot. Ich besorge mir besonders kalorienarmes Vollkornweizenbrot, das ich würfle und zum Salat gebe. Beim abendlichen Salat treibe ich ein bisschen mehr Aufwand und wähle als gesunde Zutat unter den folgenden Kohlenhydraten.

Couscous
Viele hört man vom erstaunlichen gesundheitlichen Wert des Couscous schwärmen. Ich war erstaunt, als ich herausfand, dass das hochgepriesene Lebensmittel einfach aus Weizengrieß besteht (auch aus Hirse- oder Gerstengrieß). Jedenfalls schmeckt Couscous mit Kräutern und Gewürzen sehr gut zu fein geschnittenem Salat mit Fisch. Außerdem ist er sehr leicht zuzu-

bereiten. Traditionell wird er gedämpft, aber Sie können ihn auch mit heißem Wasser übergießen und 5 bis 10 Minuten stehen lassen.

Bulgur

Bulgur ist die Form des Weizens, die ihre komplexen Kohlenhydrate besonders langsam freisetzt, und wird damit sehr langsam zu Zucker verstoffwechselt. Der ernährungswissenschaftliche Berater für dieses Buch, Richard Faulks, war an einer Studie beteiligt, aus der dies hervorging. Bulgur ist produktionsbedingt vorgekocht und lässt sich daher schnell zu einem vollwertigen Weizengericht garen. Er besitzt einen angenehm nussigen Geschmack und ist reich an Ballaststoffen, B-Vitaminen, Eisen, Phosphor und Mangan.

Reis und Wildreis

Zu Ihren Salaten können Sie Vollkorn- oder weißen Basmatireis verwenden. Beide haben einen niedrigen glykämischen Index, das heißt eine eher geringe Auswirkung auf den Blutzuckerspiegel. Vollreis ist reich an Vitaminen des B-Komplexes und an Aminosäuren; außerdem deckt er einen Teil Ihres täglichen Bedarfs an Ballaststoffen. Er hat eine längere Kochzeit als weißer Reis, schmeckt aber auch voller und sättigt besser.

Wildreis ist eigentlich ein in Nordamerika beheimatetes Wasser- oder Sumpfgras und nur entfernt mit dem echten Reis verwandt. »Wild« ist er heute auch nicht mehr, da er inzwischen angebaut wird. Den Indianern, die ihn entlang der Seeufer sammelten, galt er als heilige Pflanze. Ähnlich wie brauner Reis gart er im Wasser oder in der Brühe während etwa 45 Minuten. Er bietet eine nahrhafte Abwechslung zum Reis und schmeckt nicht nur im Salat gut, sondern auch in Füllungen und in vielen Gerichten, zu denen man normalerweise Reis nähme. Er lässt sich auch gut mit Basmati- oder Vollreis mischen.

Quinoa

Quinoa (gesprochen »Kinwa«), das heilige Gewächs der Inka, ist eine nahrhafte und eiweißreiche Körnerfrucht, die neben Aminosäuren auch erhebliche Mengen an Kalzium, Phosphor und Eisen liefert. Quinoa ist unkompliziert, in 15 Minuten gekocht und schmeckt warm und kalt.

Nüsse und Samen

Nüsse und Samen sind mit ihrem Gehalt an Eiweiß und anderen Nährstoffen eine willkommene Ergänzung unserer Salate – aber eher sparsam zu verwenden, da sie ziemlich kalorienreich sind.

Walnüsse

Diese erstaunlich nahrhaften Nüsse, eine klassische Salatzutat, sorgen für eine schöne Ergänzung in Form von Fettsäuren, Vitamin B_6, B_9, A und E sowie etlichen Mineralstoffen und nicht zuletzt Eiweiß und Faserstoffen. Bereits 5 Walnüsse am Tag decken unseren Bedarf an Linol- und Alpha-Linolensäure (die zu den Omega-3-Fettsäuren gehört). Ihnen wird ein positiver Einfluss auf Entzündungen im Körper und eine Schutzwirkung gegen Herzkrankheiten nachgesagt.

Mandeln

Mandeln enthalten viel Alpha-Tocopherol (oder Vitamin E), das nach einer Studie des National Institute of Aging zur Verhinderung der Alzheimerkrankheit beitragen kann. Andere Forschungen zeigen, dass klinische Depression mit einem Mangel an Alpha-Tocopherol einhergeht. Dem Vitamin E wird auch eine Wirkung gegen die von freien Radikalen verursachten Schäden nachgesagt. Mandeln sind reich an essenziellen Fettsäuren, Eiweiß und Ballaststoffen.

Cashewkerne

Cashewkerne haben zwar einen hohen Brennwert, aber sparsam in den Salat gestreut oder zur Gemüsepfanne gegeben, sind sie von großem gesundheitlichem Nutzen. Sie enthalten einfach ungesättigte Fettsäuren wie Öl- und Palmitoleinsäure (die den Spiegel des schädlichen LDL-Cholesterins senken und das gesunde HDL-Cholesterin vermehren), Eiweiß, Faserstoffe, B-Vitamine und viele Mineralstoffe, darunter Zink und Selen. Sie brauchen wirklich nur wenig davon, und der gesundheitliche Wert überwiegt den »Schaden« eines gelegentlichen Naschens.

Sonnenblumenkerne

Diese delikaten, nussartig schmeckenden Samen enthalten viele Nährstoffe, darunter Selen, essenzielle Fettsäuren und Aminosäuren – die Bausteine, die unser Körper braucht, um sich gesund zu erhalten. Da sie ziemlich kalorienreich sind, sollte eine kleine Handvoll als Tagesbedarf ausreichen.

Kürbiskerne

Kürbiskerne sind zwar auch kalorienreich, aber ansonsten von noch höherer Nährstoffdichte und herrlich knusprig. Die kleinen grünen Samen haben einen hohen Gehalt an Eiweiß und Aminosäuren (darunter Tryptophan) sowie an B-Vitaminen, Mineralstoffen und essenziellen Fettsäuren. Streuen Sie ein paar über den Salat oder rösten Sie sie zusammen mit Sonnenblumenkernen zu einer wohlschmeckenden Knabberei.

Sesam

Sesamsamen werden seit Jahrtausenden gegessen. Schon die alten Ägypter nutzten das Öl wegen seines hervorragenden Nährwerts. Wie die anderen Samen enthalten sie Phenole, die antioxidativ wirken, das heißt freie Radikale im Körper einfangen und so der Vorbeugung von Krebs und anderen das Immunsystem schwächenden Krankheiten dienen. Darüber hinaus haben sie eine Reihe von Aminosäuren, Vitaminen, Mineralstoffen und Omega-3-Fettsäuren vorzuweisen. Eine Handvoll täglich trägt wesentlich zur Deckung Ihres Bedarfs an diesen wichtigen Nährstoffen bei.

Leinsamen

Leinsamen sind reich an Omega-3-Fettsäuren, die gegen Herzkrankheiten, Alzheimer und Depression wirksam sein sollen. Ein Teelöffel Leinsaat versorgt Sie mit diesem essenziellen Nährstoff und reichlich Ballaststoffen.

BEWEGUNG –
DAS A UND O DES ABNEHMENS

Integrieren Sie in Ihren Wochenplan unbedingt irgendeine Form des körperlichen Trainings. Es sollte etwas sein, was Ihnen Freude macht und was Sie auch bei hoher Arbeits- und Stressbelastung noch unterbringen können. Das Wichtigste: Es muss Spaß machen. Es soll nicht auch noch in Arbeit ausarten, sondern Sie vom Alltagsstress entlasten, was zu den wichtigsten Maßnahmen beim Abnehmen zählt.

Bewegung ist mit Abstand das wirksamste Mittel der Fettverbrennung. Beim bloßen Fasten ohne oder mit wenig Bewegung ernährt sich der Körper lieber von Eiweiß und baut Muskelmasse ab! Wir wollen uns die Muskeln aber erhalten, schließlich sind sie es, die den ganzen Tag Fett verbrauchen. Fettverbrennung hat demnach viel mit Bewegung zu tun. Hier müssen wir aber lernen, wie am besten vorzugehen ist, denn nicht alle Bewegungsformen sind gleich gut geeignet, und in einem Fitnessstudio kann man sich durchaus eine halbe Stunde vergnügen, *ohne* dabei Fett zu verbrennen.

Im Folgenden sind die Anzeichen für das Einsetzen der Fettverbrennung einmal dargestellt:

- Erst nach 20 Minuten einigermaßen intensiver Bewegung kommen die Stoffwechselprozesse des Fettabbaus in Gang.
- Der sogenannte zweite Wind – ein plötzliches Gefühl, mehr Energie zur Verfügung zu haben.
- Erst Enttäuschung, dann neuer Schwung. Das erleben viele, die mit einem Trainingsprogramm beginnen. Bevor die Fettverbrennung einsetzt, erlebt man ein Energieloch, in dem der

Blutzucker absinkt und man eigentlich aufhören möchte. Danach erst setzt die Fettverbrennung ein, man bekommt neuen Schwung und frischen Optimismus.

- Die Atemfrequenz nimmt zu. Wenn die Fettverbrennung einsetzt, wird der Atem schneller. Manche finden auch, dass sich der Atem anders anfühlt. Es liegt daran, dass jetzt mehr Kohlendioxid ausgeatmet wird.
- Besonders sensible Leute sagen sogar, dass sie es bemerken, wenn die Fettverbrennung einsetzt. Sie spüren die Energie in ihr Blut einströmen.

Fassen wir zusammen: Nach 20 bis 30 Minuten Bewegung nehmen Sie einen frischen Energieschub im Körper wahr. Die Atemfrequenz steigt ganz von selbst an, und vielleicht empfinden Sie den Atem überhaupt etwas anders als zuvor. Beim Training bauen Sie mit jedem Atemzug Fett ab. Wenn Sie lernen, das beim Training zu spüren, wird es Ihnen vielleicht auch bald im Alltag gelingen.

Welche Bewegungsform ist die beste?

Sie sollten sich regelmäßig bewegen und am besten eine Form wählen, die vermehrten Luftumsatz mit sich bringt. Interessanterweise führen intensive Bewegungsformen zum Abbau von Muskelmasse, weil der Körper sich einfach überall bedient, um seinen Energiebedarf zu decken. Wissenschaftlichen Untersuchungen zufolge ist das Gehen die Bewegungsform, die am effektivsten Fett abbaut. Intensivere Trainingsformen verbrennen zwar mehr Kalorien, doch die bezieht der Körper teilweise aus den Muskeln – und unsere Muskeln wollen wir ja gerade behalten! Anders gesagt: Beim Gehen wird pro verbrauchter Kalorie mehr Fett verbrannt als bei jeder anderen Bewegungsart. Allerdings muss man ziemlich viel gehen, um eine deutliche Fettreduzierung zu erzielen. Als Kompromiss ist also eine etwas intensivere Bewegungsform angezeigt, der Sie sich zwei- bis dreimal die Woche mit Vergnügen widmen können. Denken Sie wirklich an das Prinzip: Was Spaß macht, das heißt als wohltuend empfunden wird, wirkt am besten.

Wenn Sie am Gewichtheben oder einer weniger atem- und kreislaufintensiven Sportart Spaß haben, arbeiten Sie am besten darauf hin, bei jeder Trainingseinheit um die 300 kcal (1255 kJ) zu verbrennen. Wie lange und intensiv Sie für dieses Ziel trainieren müssen, hängt von der gewählten Trainingsform ab. Die Tabelle gibt Ihnen Richtwerte für den Kalorienverbrauch pro Stunde an. Wählen Sie Ihren Sport aber nicht nach dem Gesichtspunkt, dass er besonders schnell Kalorien verbrennt. Viel wichtiger ist, dass er Sie wirklich motiviert und Ihnen Spaß macht.

Kalorienverbrauch pro Stunde in Abhängigkeit vom Körpergewicht

Angaben in Kilokalorien (kcal). Um die Werte in Kilojoule (kJ) zu ermitteln, multiplizieren Sie die Zahlen mit circa 4,2 (genauer mit 4,1855).

	73 kg	91 kg	109 kg
Aerobic, hohe Belastung	511	637	763
Aerobic, geringe Belastung	365	455	545
Basketball	584	728	872

	73 kg	91 kg	109 kg
Bowling	219	273	327
Fußball und Ähnliches (als Hobby)	584	728	872
Gehen, langsam	183	228	273
Gehen, mittelschnell	277	346	414
Gewichtheben	219	273	327
Gesellschaftstanz	219	273	327
Golf (Schläger getragen)	329	410	491
Inlineskaten	913	1138	1363
Jogging, gemächlich	584	728	872
Jogging, mittelschnell	986	1229	1472
Kanufahren	256	319	382
Racquetball (Freizeit)	511	637	763
Radfahren, gemütlich	292	364	436
Rucksackwandern	511	637	763
Rudern, Trainingsgerät	511	637	763
Schlittschuhlaufen	511	637	763
Schwimmen, Bahnen	511	637	763
Seilspringen	730	910	1090
Ski, Abfahrt	365	455	545
Skilanglauf	511	637	763
Soft- oder Baseball	365	455	545
Stufen-Laufband	657	819	981
Taekwondo	730	910	1090
Tai-Chi	292	364	436
Tennis, Einzel	584	728	872
Volleyball	292	364	436
Wandern	438	546	654
Wassergymnastik	292	364	436
Wasserski	438	546	654

Das Training planen

Wissenschaftlich belegt ist, dass optimal Fett verbrannt wird, wenn Sie bei 70 bis 80 Prozent Ihrer maximalen Pulsfrequenz trainieren. Das ist bei vielen Sportarten nicht ganz leicht zu verfolgen, deshalb geben uns die Wissenschaftler eine Faustregel für die richtige Intensität zur optimalen Fettverbrennung an die Hand (siehe »Zen-Tipp«).

 ## ZEN-TIPP

Strengen Sie sich nur so sehr an, dass Sie noch ein Gespräch führen könnten. Wenn Sie beim Joggen oder auf dem Laufband so außer Atem sind, dass Sie sich nicht mehr zusammenhängend unterhalten können, verbrennen Sie eher Muskelmasse als Körperfett.

Damit ist die Trainingsintensität geklärt, aber wie lange trainiert man am besten? Denken Sie beim Sport wie bei allem anderen an die Prinzipien des Kaizen: keine drastischen Veränderungen! Wenn Sie sich nie viel bewegt haben, müssen Sie sehr behutsam anfangen. Auch nach längeren Unterbrechungen würde ich empfehlen: Fangen Sie mit 5 Minuten an, um sich dann Mal für Mal um 1 Minute zu steigern. Vielleicht finden andere Sachkenner das eher lächerlich, aber sie wissen offensichtlich nichts vom Wert kleiner Veränderungen. Ich habe schon so manchen losdonnern und dann aufgeben sehen, weil er sich zu viel vorgenommen hatte und mit Geübteren mithalten wollte.

Ihr Körper braucht seine Zeit, um sich auf die neue Belastung einzustellen. In den Knochen, Muskeln und Blutgefäßen kommen hochkomplexe Abläufe in Gang. Ihr Körper muss erst lernen, Fett abbauende Enzyme in ausreichender Menge zu produzieren und die Blutversorgung der besonders beanspruchten Körperpartien zu verbessern. Auch Ihre Muskeln passen sich erst allmählich an die Milchsäurebelastung an und werden langsam stärker. Ihre Knochen werden dichter, sie stellen sich auf das ein, was Sie da treiben. Die Kunst besteht wirklich darin, Ihrem Körper kleine Anstöße zu allen diesen Veränderungen zu geben. Als erfahrener Bewegungsenthusiast darf ich wohl sagen, dass der schlimmste Trainingsfehler darin besteht, sich zu überlasten. Ihr Training darf Ihnen nie Unbehagen bereiten oder Gelenkschmerzen und Ähnliches nach sich ziehen. Wenn so etwas vorkommt, müssen Sie behutsamer an die Sache herangehen. Erinnern Sie sich stets an das Kaizen-Prinzip: Kleine Fortschritte sind besser.

Was den Fettstoffwechsel hemmt

Die nächste Veränderung könnte darin bestehen, dass Sie einige der Gepflogenheiten aufgeben, die der Fettverbrennung beim Sport im Wege stehen. Hier ein paar Beispiele.

Sport-Drinks

Verzichten Sie um Himmels willen auf alle sogenannten Sport-Drinks. Viele Leute kaufen sich im Fitnessstudio erst einmal so eine Flasche, von der sie sich einen Anschub bei ihrem Training versprechen. Leider enthält sie durchschnittlich 395 kcal (1652,68 kJ), und wenn einer jetzt eine halbe Stunde bei mittlerem Tempo läuft, verbraucht er am Ende nur 300 kcal (1255,2 kJ). Da die Leute alle paar Augenblicke an ihrer Flasche saugen, kommt der Fettstoffwechsel erst gar nicht in Gang! Und womöglich bilden sich diese Sportsfreunde dann auch noch ein, sie könnten sich nach dem Training ruhig einen Eiweißriegel gönnen oder sogar auf dem Heimweg irgendwo einkehren. Es würde mich wundern, wenn da unter dem Strich ein Fettabbau stattfände.

Alkohol

Wer trotz regelmäßigen Alkoholkonsums abnehmen möchte, sieht sich um, wo er Kalorien einsparen kann. Man wechselt zu einem leichteren Bier oder zu Diätgetränken mit Schnaps. Eigentlich ist es jetzt aber Zeit, den Alkohol ganz zu lassen. Dabei sind nicht einmal die Kalorien das Problem. Schlimm ist der Alkohol selbst. Hier die Gründe:

- Sobald Sie Alkohol zu sich nehmen, kommt die Fettverbrennung zum Stillstand. Alkohol kann der Körper besonders leicht zur Energiegewinnung verwerten, und sobald er in Ihrem Blut auftaucht, schaltet der Körper »auf Alkoholbetrieb« um, statt Fett abzubauen.
- Alkohol regt den Appetit an, und das zu den unmöglichsten Zeiten und auf alles, was im Besonderen kalorienspezifisch nicht so gut ist: Pizza oder Kebab um drei Uhr früh – Sie wissen schon, was ich meine.

- Auch sonst wirkt Alkohol nicht gerade förderlich. Er senkt den Testosteronspiegel und vermehrt dafür die Ausschüttung von Hydrocortison. Nach einer durchzechten Nacht kann der Ausstoß des muskelabbauenden Hydrocortisons um bis zu 24 Stunden erhöht bleiben, während der Spiegel des muskelaufbauenden Testosterons für den gleichen Zeitraum unter seinem Normalstand bleibt. Testosteron ist ganz wichtig für die Fettverbrennung, und wenn zu wenig im Blut vorhanden ist, kann das zum Abbau von Muskelmasse führen. Aber Muskeln, darauf kommen wir noch, sind unsere besten Verbündeten, wenn wir abnehmen möchten.

Die »Belohnung« nach dem Training

In diese Falle tappen wir alle einmal. Nach dem Training haben wir das Gefühl, sehr brav gewesen zu sein, und wir bilden uns gern ein, die verbrauchten Kalorien seien jetzt als eine Art Guthaben für uns verbucht, das wir sofort oder bei unseren nächsten Mahlzeiten einlösen können. Dumm ist nur, dass dieses »Kalorienkonto« sehr schnell leergeräumt und dann überzogen ist. Eine Mahlzeit der etwas deftigeren Art bringt es leicht auf 1500 kcal (6276 kJ), und das ist der kalorische Gegenwert eines sechsstündigen Spaziergangs!

Muskelaufbau

Seien Sie bitte darauf gefasst, dass Sie erst einmal zunehmen werden, wenn Sie mit einem Trainingsprogramm beginnen. Das mag widersinnig erscheinen, ist aber ein wirklich gutes Zeichen.

Muskeln wiegen mehr als viermal so viel wie Fett. Regelmäßiges Training ermuntert den Körper, Muskelmasse aufzubauen und das Netz seiner Adern zu erweitern, damit alles gut versorgt werden kann.

Muskeln leisten die Arbeit für jede Körperbewegung, weshalb sie Energie verbrauchen und folglich für den Fettabbau verantwortlich sind. Deshalb ist es beim Abnehmen so wichtig, für die Erhaltung der Muskeln zu sorgen.

Ernährung vor und nach dem Training

Die wissenschaftliche Forschung zeigt, dass unsere Nahrungsaufnahme vor und nach dem Training eine entscheidende Voraussetzung für den Erfolg ist. Bei Versuchsteilnehmern, die vor und nach dem Training eine definierte Eiweißmenge zu sich nahmen, waren eine um 90 Prozent bessere Fettverbrennung sowie ein deutlich stärkerer Muskelaufbau zu verzeichnen. Besonders bemerkenswert: Diese zeitnahe Nahrungsaufnahme war von größerer Wirkung als die normale Ernährung im übrigen Teil des Tages. Trinken Sie also vor und nach Ihrem Training ein Eiweißgetränk oder ein Glas Milch. In diesem Fall nehmen Sie tatsächlich mehr Kalorien zu sich, um mehr Kalorien zu verbrennen, aber der Effekt ist wirklich sehr deutlich.

Das »Nachbrennen«

Gut ist auch zu wissen, dass die Kalorienverbrennung nicht gleich nach dem Ende des Trainings aufhört. Ihr Körper ist jetzt so richtig in Schwung, der Stoffwechsel läuft noch eine ganze Weile beschleunigt. Im Durchschnitt, kann man sagen, findet bis zu 20 Minuten über das Trainingsende hinaus ein vermehrter Kalorienverbrauch statt. Den Untersuchungen zufolge verstärkt ein wenig Koffein die Fettverbrennung in dieser Phase, gönnen Sie sich also ruhig eine Tasse Tee.

Wie viele Kalorien Sie in der Phase nach dem Training verbrennen, hängt von der Intensität des Trainings selbst ab. Den Forschungsergebnissen nach ist es offenbar so, dass ein Training mit Phasen von hoher Belastung mehr bewirkt als ein stetiges, eher mildes Bewegungsprogramm.

Diesen Nachbrenneffekt nutzen Sie optimal, wenn Sie Ihr Training in Einheiten unterteilen und zum Beispiel die vierzig Minuten auf dem Laufband in zwei Einheiten von je zwanzig Minuten aufteilen.

Der Effekt ist nicht bei allen gleich stark. Manche verbrauchen in der Nachbrennphase viele Kalorien, andere nicht. Sie werden ein bisschen experimentieren müssen, um herauszufinden, wie stark dieser Effekt bei Ihnen ist.

 ZEN-TIPP

Jeder Körper ist anders. Probieren Sie verschiedene Trainingsabläufe aus, um das für Sie Beste zu finden. Und messen Sie die Ergebnisse mit dem Bandmaß. Was die Waage anzeigt, ist nicht unbedingt aussagekräftig.

NAHRUNGSERGÄNZUNGEN ZUR UNTERSTÜTZUNG DES FETTSTOFFWECHSELS

Sie haben vielleicht schon von sogenannten »Fatburnern« gehört, und es stimmt: Es gibt Nahrungsergänzungen, mit denen Sie beim Training die Fettverbrennung ankurbeln können. Sie optimieren einfach den Kalorienverbrauch, der durch das Training selbst in Gang kommt. Solchen Mitteln wird eine »thermogene« Wirkung zugeschrieben, da sie die Körpertemperatur erhöhen und den Stoffwechsel beschleunigen, sodass beim Training mehr Kalorien verbraucht werden. Hier die bekannteren thermogenen Stoffe:

Koffein

Dieses wohlbekannte thermogene Alkaloid finden wir in Kaffee, Tee, Kakao und der südamerikanischen Guaranapflanze. Koffein gilt schon lange als ein Stoff, der die körperliche Leistung verbessert und etwas mit der Fettverbrennung zu tun hat. Sportler nehmen Koffein zur Steigerung der Leistung und Ausdauer, aber es unterstützt uns auch bei kurzzeitiger intensiver Belastung wie etwa dem Gewichttraining.

Natürlich hat auch die Wissenschaft das Koffein unter die Lupe genommen, und dabei zeigte sich, dass es, vorher genommen, die Fettverbrennung während des Trainings um 30 Prozent steigert und auch in der Nachbrennphase einen höheren Kalorienverbrauch bewirkt.

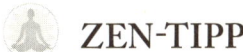 **ZEN-TIPP**

Nehmen Sie am Morgen und eine Stunde vor dem Training 100 bis 300 Milligramm Koffein zu sich.

Grüner Tee

Gegenwärtig enthalten die meisten Produkte für vermehrte Fettverbrennung Grüntee-Extrakt, weil neuere Forschungen ergeben haben, dass er in standardisierter Dosierung erheblich zum Fettabbau beitragen kann. Grüner Tee enthält einen Stoff, der »Epigallocatechingallat (EGCG)« genannt wird und überwiegend für die fettverbrennenden Eigenschaften verantwortlich ist. EGCG hemmt ein Enzym, das Norepinephrin abbaut, einen Neurotransmitter, der für die Regulierung des Stoffwechsels und der Fettverbrennung mitverantwortlich ist.

 ZEN-TIPP

Grünen Tee zu trinken ist eine gute Sache, da er etliche gesundheitsfördernde Eigenschaften aufweist. Zur optimalen Fettverbrennung sollten Sie dreimal täglich vor den Mahlzeiten 500 bis 1000 Milligramm standardisierten Grüntee-Extrakt einnehmen. Den Untersuchungen zufolge nimmt der Körper das EGCG aus dem Extrakt besser auf als aus gebrühtem grünem Tee.

Forskolin

Forskolin ist ein in dem Harfenstrauch Plectranthus barbatus (früher auch Coleus forskohlii) vorkommender Stoff, dem nach klinischen Versuchen fettverbrennende und bei Männern die Testosteronausschüttung steigernde Eigenschaften zugeschrieben werden.

 ZEN-TIPP

Nehmen Sie zwei- bis dreimal täglich je 20 bis 50 Milligramm Forskolin vor den Mahlzeiten ein.

Carnitin

Carnitin ist eine aus den beiden Aminosäuren Lysin und Methionin bestehende Verbindung, die den klinischen Versuchen zufolge den Fettabbau und die Testosteronausschüttung fördert. Es sorgt für den Abtransport des Fetts aus den Fettzellen, insbesondere beim Training, unterstützt das Muskelwachstum und wirkt fördernd in der Erholungsphase.

 ZEN-TIPP

Nehmen Sie zu den Mahlzeiten vor und nach dem Training sowie zum Abendessen je 1 bis 3 Gramm Carnitin (genauer L-Carnitin) ein.

Bitterorange oder Pomeranze

Die Bitterorange (Citrus aurantium) enthält den Stoff Synephrin, der chemisch eng mit dem (heute Abgabebeschränkungen unterliegenden) Ephedrin verwandt ist, aber den Stoffwechsel anregt, ohne die Herzfrequenz und den Blutdruck gefährlich in die Höhe zu treiben. Synephrin fördert die Freisetzung und den Abbau von Fett, beschleunigt den Stoffwechsel und wirkt appetitdämpfend.

 ## ZEN-TIPP

Die wirksame Dosis liegt bei standardisierten Bitterorangepräparaten bei 200 bis 600 Milligramm, bei Synephrin-Präparaten bei 5 bis 20 Milligramm, jeweils zwei- bis dreimal täglich vor den Mahlzeiten.

Übrigens bestehen viele der marktschreierisch angebotenen Schlankheitsmittel aus diesen Zutaten. Thermogen wirkende Mittel können nicht nur im erwünschten Sinne, sondern auch anregend wirken. Nehmen Sie sie also nicht später als zwei Stunden vor dem Zubettgehen ein.

WIE MESSEN WIR DEN FORTSCHRITT?

Im Prozess der Veränderung durch die Umstellung Ihrer Gewohnheiten müssen Sie, um motiviert zu bleiben, Ihre Fortschritte verfolgen können. Es macht Spaß, sich an kleinen

Erfolgen zu freuen und jeden Grad der Veränderung zu zelebrieren. Wie Sie sich fühlen und wie Sie aussehen – das sind Ihre beiden wichtigsten Messgrößen. Ich merke jedes Mal, wenn ich an meiner Ernährung noch etwas verbessere, dass ich mehr Energie habe, besser denken kann und sogar meine Sehkraft optimiert wird. Wie auch immer, der Fettverlust ist eine der besonders wichtigen und erfreulichen »Nebenwirkungen« einer guten Ernährung. Wie also können wir da den Fortschritt messen?

Was ist mit der Waage? Sie hat den Nachteil, dass sie nicht zwischen Muskeln und Fett unterscheiden kann. Die Muskelmasse mag, wie wir gesehen haben, schwanken, und ein Gewichtsverlust kann auch bedeuten, dass Ihr Körper gerade zu wenig Wasser bindet. Wie stellen wir also fest, ob in unserem Körper Fett abgebaut wurde?

Calipometrie

Eine Caliperzange mit Messskala eignet sich wunderbar zur Beurteilung des Körperfettanteils. Eine solche Körperfettzange ist wesentlich genauer als sogenannte Körperfettwaagen und ebenso exakt wie Unterwasser- oder Hydrostatikwaagen. Solche Messungen sind zudem teuer, umständlich und zeitaufwendig. Eine Caliperzange kostet nicht viel und kann überall angewandt werden.

Mit dieser Zange messen Sie die Fettmenge des Unterhautgewebes. Sie greifen mit Daumen und Zeigefinger eine Hautfalte in der Taille und Messen ihre Dicke mit der Caliperzange. Den Messwert setzen Sie in eine Formel ein, mit der dann Ihr Körperfettanteil zu berechnen ist. So erhalten Sie einen ungefähren Wert, dessen Veränderung im Laufe der Zeit Sie dann beobachten können.

Beachten Sie, dass keine Körperfettmessung ganz genau ist. Das gilt sogar für die hydrostatische Gewichtsbestimmung. Behalten Sie einfach das große Ganze im Auge und lassen Sie sich von kleinen Schwankungen nicht verunsichern. Wichtig ist, dass Sie die richtige Gleichung verwenden; sie liegt samt Gebrauchsanleitung der Zange bei, die Sie kaufen. Ich schlage vor, Sie benutzen möglichst immer dieselbe Zange und Gleichung (es gibt nämlich viele verschiedene).

Es wird Ihnen auffallen, dass die beigefügte Tabelle, in die Sie Ihre Werte eintragen, einen Bezug zu Ihrem Lebensalter herstellt. Es liegt daran, dass junge Menschen etwa die Hälfte ihres Körperfetts im Unterhautgewebe speichern und mit den Jahren die Tendenz zunimmt, Fett auch im Körperinneren abzulagern. Die Ergebnisse der Hautfaltenmessung bedeuten also bei jungen Leuten etwas anderes als bei älteren – bei gleichen Messergebnissen sind die Körperfettanteile doch verschieden hoch. Natürlich gibt es noch weitere Einflussgrößen, zum Beispiel Geschlecht, Grad der Fitness oder ethnische Zugehörigkeit. Die meisten Gleichungen berücksichtigen ein paar dieser Parameter.

Wenn das Ganze ein bisschen kompliziert klingt, können Sie es ja so machen wie ich: Ich kümmere mich überhaupt nicht um Gleichungen und Formeln. Ich versuche, die Speckfaltenmessung gar nicht erst in Prozentanteile umzurechnen. Ich notiere mir einfach die Messergebnisse und verfolge, wie sie sich ändern, fertig. Wenn die Falte alles in allem kleiner wird, kann ich ja nur richtig liegen.

Wenn Sie jedoch genaue Zahlen möchten, dann nutzen Sie sie einfach als Maßstab Ihres Erfolgs. Aber Vorsicht vor Vergleichen mit anderen! Die werden womöglich nach einem anderen System begutachtet.

Immer an der gleichen Stelle messen

Immer an der gleichen Stelle zu messen ist ganz wichtig, wenn Sie eine Caliperzange verwenden. Schon wenige Zentimeter Abweichung können das Ergebnis verfälschen.

In der Gebrauchsanleitung wird man Ihnen wahrscheinlich eine Stelle empfehlen, an der Sie messen sollen. Normalerweise wird das die Taillengegend über einem der Hüftknochen sein, aber es gibt auch andere Verfahren. Manchmal wird zum Beispiel die Bauchhaut verwendet, und zwar eine Stelle 2,5 Zentimeter rechts vom Nabel. Vergewissern Sie sich auf jeden Fall mit dem Lineal. Sollte zum Beispiel die Mitte des Trizeps an der Rückseite des Oberarms als Messpunkt angegeben sein, dann messen Sie bitte genau die Mitte zwischen dem Knochenvorsprung an der Schulter und dem Ellbogen ab. Nur so können Sie Veränderungen genau verfolgen.

Glauben Sie mir, die Körperfettmessung mit der Caliperzange wirkt zwar ein bisschen umständlich, aber wenn Sie den Bogen einmal raushaben, gibt es keine bessere Motivationshilfe, als Ihr Körperfett Woche für Woche schwinden zu sehen. Den Fortschritt objektiv beziffern zu können, ist ein Schlüssel für den Erfolg. Ohne das tun wir uns schwer, in unserer Ausrichtung klar zu bleiben und Vergnügen an der Sache zu finden.

Punktueller Fettabbau?

In den Achtzigerjahren war der Glaube verbreitet, man könne das Fett durch gezieltes Training an bestimmten »Problemzonen« reduzieren. Weitere Untersuchungen in den Neunzigerjahren verneinten das und argumentierten, der Abbau von Körperfett durch gezielte Übungsprogramme vollziehe sich auf genetisch vorgegebene Weise.

Aber auch diese Auffassung hat sich wieder zugunsten der »Zonenhypothese« verändert, seit man die Blutversorgung des Fettgewebes genauer untersucht hat. Inzwischen kann als gesichert gelten, dass man bei gezieltem Training der Beine tatsächlich mehr Energie aus den Fettreserven an den Oberschenkeln bezieht, aber der Effekt ist sehr gering, der größte Fettabbau findet trotzdem in den Hauptspeichern des Körpers statt. Dennoch: Die Zonenbehandlung ist sehr motivierend. Es gibt einem Schwung, wenn man sich sagen kann, dass beim Training bestimmter Körperteile tatsächlich dort vermehrt Fett verbrannt wird.

 ## ZEN-TIPP

Geben Sie Ihrer Motivation Auftrieb, indem Sie sich bildhaft vorstellen, wie an den trainierten Körperstellen Fett verbrannt wird. Sie können sich das richtig ausmalen: Fett wird aus dem Gewebe in den Blutstrom geschleust und in Energie umgewandelt.

Zurück zur Fettverbrennung: Wie viel ist möglich und wo fängt es an?

Wenn Sie die bei Zen Food vorgesehenen kleinen Schritte tun, werden Sie sehen, dass sich die Menge des gespeicherten Körperfetts ändert. Sie können das direkt erkennen, und was könnte motivierender sein? Aber wie viel Fett können Sie abbauen und wo fängt es an? Zen Food bewirkt kleine, aber dauerhafte Veränderungen Ihrer Gewohnheiten, die sich zu einem täglichen »Defizit« von 100 kcal (419 kJ) summieren. Das wiederum bewirkt, und zwar ohne merklichen Muskelverlust, dass Sie pro Woche bis zu 1 Pfund Fett verlieren. An welchen Stellen dieses Körperfett abgebaut wird, hängt von persönlichen Voraussetzungen ab, aber im Allgemeinen verschwindet es zuerst an Stellen, an denen es sich zuletzt angesammelt hat.

Das ist bei Männern und Frauen unterschiedlich. Männer setzen ja schnell Fett an, können es aber auch relativ schnell wieder abbauen. Frauen haben ihre liebe Not mit dem Bauchspeck. Da tut sich meist erst dann etwas, wenn zuerst das überschüssige Fett an Po und Hüften zurückgegangen ist.

Ruhe und Erholung

Ein japanischer Zen-Meister sagte mir einmal: »Disziplin fängt mit Ruhe und Erholung an.« Das ist eine Wahrheit, die er im Laufe der Jahre gelernt hatte. Wenn Sie vermehrt körperlich aktiv werden, müssen Sie unbedingt für ausgleichende Ruhe und Entspannung sorgen. Prägen Sie sich die drei Säulen Ihres Fortschritts ein: Bewegung, Ernährung und Ruhe. Sorgen Sie dafür, dass Sie genug schlafen, dass die Auszeiten Ihnen heilig sind, dass Sie nach jeder Anstrengung genügend Zeit zur Regeneration haben.

Ein unausgeruhter Körper spricht nicht gut auf Bewegung an und ist zudem einem höheren Verletzungsrisiko ausgesetzt. Einem müden Geist fällt es unnötig schwer, Disziplin walten zu lassen. Vermeiden Sie das Essen als Belohnung. Ruhe ist ein viel schönerer und weitaus nützlicherer Lohn, gewöhnen Sie sich lieber daran.

Modische und natürliche Ideale – eine Meditation

Bei Zen Food geht es um das, was ein normaler Mensch in einem normalen Leben erreichen kann. Sollte Ihnen aber der Waschbrettbauch vorschweben, dann sehen Sie sich besser einmal an, was für ein ungesunder Aufwand dafür erforderlich ist. Die Leute auf den Fotos sind nämlich oft Models, die nur deshalb lauter sehr bedenkliche Maßnahmen ergreifen oder Torturen über sich ergehen lassen, weil Sie am Ende dieses Bild abgeben möchten. Männliche Models beispielsweise trinken vor einem Shooting oft den ganzen Tag kein Wasser, damit die Muskelpäckchen schön aus dem ausgedörrten Gewebe hervortreten. Ich kenne weibliche Models und Profiringer, die nur zwei kohlenhydratarme Mahlzeiten am Tag zu sich nehmen, um eine gute Figur zu machen. Ungesunde Praktiken dieser Art erzeugen ungesunde Aussichten, was die Zielvorstellungen von unserem Körper angeht. Uns geht es ausschließlich um gesunde, positive Veränderungen. Um so auszusehen wie viele Schauspielerinnen und Models müssten Sie den Fettanteil Ihres Körpers auf etwa 10 Prozent reduzieren, dann sind Sie ungefähr bei den Werten eines Marathonläufers. Und auf den Hochglanzfotos in diesen schicken Magazinen ist noch ein Wunder zu bestaunen: Irgendwie scheint es all diesen superschlanken Frauen zu gelingen, eine der größten Fettansammlungen ihres Körpers, die Brüste, bei stattlichem Umfang zu halten. Dieser Eindruck lässt sich nicht ohne Silikon erzeugen.

Arbeiten Sie darauf hin, so schlank, gesund und schön zu sein, wie es für Sie natürlich ist, und achten Sie nicht auf die dümmlichen Vorstellungen, mit denen die einschlägigen Publikationen Sie ständig bearbeiten wollen. Wir haben jeder unseren eigenen Körper und unsere eigenen Anlagen. Streben wir nicht nach Idealen, die nicht unserer genetischen Veranlagung entsprechen. Suchen wir unsere individuelle Idealverfassung. Das kann zum Beispiel wie folgt aussehen.

Meditation

Suchen Sie sich eine schöne Stelle in der Natur, wo Sie ungestört sind, vielleicht an einem See oder irgendwo im Wald, wo Sie das Leben in Ihrem Umfeld beobachten können. Lassen Sie den Atem zur Ruhe kommen, entspannen Sie sich am ganzen Körper. Sehen Sie sich um, wie schön ringsum alles ist, wie gemächlich alles seinen Gang geht. Wo das Leben im Gleichgewicht ist, da ist es auch schön. Mühsam wird es für das Auge nur, wo das Gleichgewicht gestört, wenn nicht gar zerstört ist.

Lassen Sie die Schönheit der Natur auf sich wirken. Beruht sie nicht darauf, dass alles sein rechtes Maß hat? Hier gibt es keine Extreme, hier ist alles in seiner zwanglosen natürlichen Ordnung. Sehen Sie den Tieren zu, den Vögeln hoch oben in der Luft, alles ist so ganz ohne Zutun schön. Tiere der gleichen Art sind durchaus unterschiedlich, aber alle sind gleichermaßen anmutig und schön.

Wenden Sie den Blick jetzt zurück auf sich selbst. Schließen Sie die Augen, um das Bild Ihrer bestmöglichen Körpergestalt vor sich zu sehen. Stellen Sie sich vor, wie die Ausgewogenheit, die durch Zen Food mit allen ihren Anteilen in Ihr Leben kommt, Ihnen zu einem gesunden, natürlichen Erscheinungsbild verhilft. Wirklich, visualisieren Sie sich in dieser vollendeten Form. Und wenn Sie sich bereit fühlen, dann tun Sie den Schritt in dieses Bild hinein, das Ihnen vorschwebt, werden Sie es. Dieses Bild werden Sie mit in Ihren Alltag nehmen. Tragen Sie es innerlich bei sich als eine Art Vorlage, als ein Programm, das Ihrem Körper vorgibt, wohin der Weg führen soll.

ANHANG A

WOCHENPLÄNE

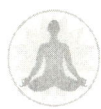

Wir werden Ihnen hier einige Kaizen-Verlaufspläne für jeweils zehn Wochen vorschlagen, nach denen Sie Veränderungen so einführen können, dass sie sich optimal ergänzen. Die Veränderungen bauen nicht nur aufeinander auf, sondern arbeiten im Verbund und bewirken dadurch einen Synergieeffekt, dass das Ganze also mehr ist als die Summe seiner Teile, mehr als die addierten Einzelwirkungen. Wir haben sehr genau darauf geachtet, dass jede Veränderung auf den vorausgehenden aufbaut und sich mit ihnen insgesamt zu einer kraftvollen Methode des Abnehmens verbindet. Bedenken Sie, dass Sie die angestrebten Veränderungen ein Leben lang beibehalten wollen. Wenn wir uns zu einer neuen Ernährungsweise entschließen, sind wir zunächst sehr motiviert und würden am liebsten alle möglichen Veränderungen gleichzeitig vornehmen. Wenn Sie also merken, dass Sie gleich vorpreschen möchten, halten Sie sich lieber zurück, sonst haben Sie Ihr Pulver bald verschossen. Sie wollen ja bleibende Veränderungen erreichen, also lassen Sie sich besser jedes Mal eine Woche Zeit, um sicherzustellen, dass die Veränderungen wirklich verinnerlicht werden.

EIN OPTIMALER VERLAUFSPLAN FÜR ALLE ZWECKE

Dies ist eine Art Grundkurs der Gewohnheitsänderung. Es werden gleich zu Beginn sehr wirksame Veränderungen eingeführt, die den Fettabbau schnell in Gang bringen. Das wird Sie motivieren und wirklich Bewegung in die Sache bringen. Sie erinnern sich: Die Fettverbrennung ist trainierbar und wird mit der Zeit immer besser. Von Woche zu Woche werden Sie deutlichere Fortschritte sehen. Der Körper verbrennt mehr und mehr Fett und kommt in Form. Verfolgen Sie staunend, wie viel mit so kleinen Veränderungen zu erreichen ist.

Woche	Veränderung	Seite
1	Kohlenhydratarmes Abendessen	182
2	Nach 19.00 Uhr nichts mehr essen	182
3	Jeden Tag ein Zen-Rezept einführen (Anhang B)	227
4	Bewegung	198
5	Alle kalorienreichen Getränke weglassen	146
6	Weg oder Speck?	47
7	Holen Sie sich den »Gesundheitskick«	30
8	Zwischenmahlzeiten – Imbiss nach Plan	122
9	Nahrungsergänzungen zur Unterstützung des Fettstoffwechsels	208
10	Treppe statt Lift (Bewegung)	175

ABNEHMEN MIT SPIRITUELLER AUSRICHTUNG

Viele werden dieses Buch gekauft haben, weil sie auf der Suche nach einer Methode sind, die das Problem von der Wurzel her löst und das Abnehmen mit einer grundlegenden Veränderung des Lebens verbindet. Hier ist das Programm dafür.

Woche	Veränderung	Seite
1	Erwartungen klären	85
2	Meditation	73
3	Achtsamkeit	54
4	Zufriedenheit kultivieren	43
5	Loslassen	88
6	Weg oder Speck?	47
7	Holen Sie sich den »Gesundheitskick«	30
8	Tigerbabys	92
9	Halbtägiges Fasten einmal die Woche	
10	Ganztägiges Fasten einmal die Woche	

EIN PROGRAMM FÜR DEN SCHNELLEN GEWICHTSVERLUST

Hier handelt es sich um ein besonders strenges Programm, das eine rapide Fettverbrennung bewirkt. Es ist nur für Menschen geeignet, die schon viel Erfahrung mit dem Ändern von Gewohnheiten haben oder besonders stark motiviert sind. Denken Sie immer daran, dass die Änderungen ein Leben lang halten sollen.

Woche	Veränderung	Seite
1	Bewegung	198
2	Jeden Tag ein Zen-Rezept einführen (Anhang B)	227
3	Nach 19.00 Uhr nichts mehr essen	182
4	Alle kalorienreichen Getränke weglassen	146
5	Kohlenhydratarmes Abendessen	182
6	Holen Sie sich den »Gesundheitskick«	30
7	Weg oder Speck?	47
8	Treppe statt Lift (Bewegung)	175
9	Ausschließlich Zen-Snacks	250
10	Suppe oder Salat als Mittagessen	184

EIN PROGRAMM OHNE KÖRPERLICHES TRAINING

Sollten Sie zu den Menschen gehören, die in ihrer körperlichen Beweglichkeit stark eingeschränkt sind, empfehle ich Ihnen dieses Programm.

Woche	Veränderung	Seite
1	Belohnungen planen	86
2	Das Umfeld von Ihren Zielen unterrichten	135
3	Einem Schlankheitsclub oder einer Onlinegruppe beitreten	132
4	Holen Sie sich den »Gesundheitskick«	30
5	Autosuggestion	61
6	Weg oder Speck?	47
7	Nach 19.00 Uhr nichts mehr essen	182
8	Alle kalorienreichen Getränke weglassen	146
9	Jeden Tag ein Zen-Rezept einführen (Anhang B)	227
10	Kohlenhydratarmes Abendessen	182

FREIE WAHL

Natürlich können Sie auch Ihre eigenen Programme aufstellen. Verwenden Sie einfach die Ratschläge aus diesem Buch, die Ihnen zusagen. Diesem Zweck dient die folgende leere Tabelle, die Sie sich so oft, wie Sie möchten, kopieren und nach Belieben abwandeln können. Sie selbst wissen am besten, wie Ihr Leben aussieht und wo Veränderungen besonders sinnvoll und effektiv sein können. Vergessen Sie nicht, für alle vorgenommenen Veränderungen Belohnungen einzuplanen, damit Sie sich Ihre Motivation erhalten. Und hören Sie nicht nach zehn Wochen auf mit den Veränderungen, sondern stimmen Sie Ihre Diät immer feiner ab, bis Sie mit Ihrem Gewicht und Ihrer Gesundheit vollkommen zufrieden sind.

Woche	Veränderung	Seite
1		
2		
3		
4		
5		
6		
7		
8		
9		
10		

ANHANG B

ZEN-REZEPTE

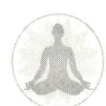

Hier wollen wir Ihnen eine Auswahl einfacher und nahrhafter Rezepte vorstellen. Alle Speisen sind fettarm, nährstoffreich sowie einfach und schnell zubereitet. Auf Wochenpläne für die Kalorienzählung verzichten wir absichtlich, denn darauf kommt es nicht in erster Linie an. Unser Ansatz der *kleinen, aber dauerhaften Veränderungen* bedeutet, dass Sie Ihren Ernährungsplan selbst zusammenstellen, nur eben mit den Kenntnissen, die Ihnen dieses Buch vermittelt hat. So werden Sie die richtige Wahl treffen. Beachten Sie auch die ausführlichen Anleitungen zur Salatzubereitung im 4. Kapitel.

DAS SUPERNAHRHAFTE FRÜHSTÜCK

Viele Leute, die abnehmen möchten, verzichten auf das Frühstück oder reduzieren es auf ein Minimum. Sie gehen davon aus, dass sie so am besten fahren. Tatsächlich tun Sie sich damit aber überhaupt keinen Gefallen. Zur Frühstückszeit haben Sie gerade sieben bis zehn Stunden Fasten hinter sich, und der Körper hat seine natürliche nächtliche Wiederherstellungs- und Entschlackungsphase gehabt. Jetzt müssen Sie Ihren Blutzuckerspiegel und damit die verfügbare Energie auffrischen, und das geschieht am besten durch ein nahrhaftes Frühstück, das – ganz wichtig – auch sättigend sein soll. Unsere kohlenhydratreiche und zu einem Großteil industriell verarbeitete westliche Kost hat den großen Nachteil, dass sie im Körper entzündungsähnliche Prozesse auslöst. Das kann alle möglichen unerwünschten Folgen haben, von Hormonstörungen bis zur Insulinresistenz, die dann wieder zur Gewichtszunahme beitragen. Mit einfachen, naturbelassenen Nahrungsmitteln beugen Sie dieser Reaktion vor, die folgenden Frühstücksvariationen sind hierzu bestens geeignet.

Lachs und Rührei

Einfach und schnell: 2 Eier schlagen und mit Lachs (konserviert, frisch gegrillt oder geräuchert) zubereiten – die perfekte Kombination. Wenn Sie einen zusätzlichen Energieschub möchten, ergänzen Sie das Gericht um 1 Scheibe Roggen- oder Dinkelbrot mit etwas Olivenöl oder wenig Bio-Butter.

Haferbrei (Porridge) mit Beeren

Kochen Sie aus 50 Gramm Haferflocken und ¼ Liter teilentrahmter Bio-Milch einen einfachen Porridge. Geben Sie 1 Handvoll frische oder tiefgekühlte

Beeren dazu, Heidelbeeren, Himbeeren, Brombeeren oder was Sie mögen. Wenn Sie es unbedingt ein bisschen süß möchten, fügen Sie 1 Teelöffel Manuka- oder kalt geschleuderten Honig und/oder 1 Prise Zimt hinzu. Köstlich!

Kefir-Smoothie

¼ l Kefir
1 Handvoll frisches oder tiefgekühltes Obst

Statt Obst können Sie auch Beeren verwenden, an Obst, was immer Sie mögen: Mango, Banane, Erd- beeren, Himbeeren, Heidelbeeren und so weiter. Falls Ihnen Kefir zu sauer ist, geben Sie 1 Teelöffel Manu- kahonig oder Agavensirup dazu.
Alles zusammen in den Mixer, bis es glatt ist, eben ein Smoothie.

Frühstücks-Mixgetränke

Das Nahrhafteste an Frühstück, das ich kenne, ist der Milch- shake, der alles hat, was ein gutes Frühstück haben muss. Ich stelle sogar fest, dass ich damit optimal ernährt bin. Auf keine andere Art kann ich mich so gut mit Obst, Kräutern und allerlei Körnerfrüchten versorgen. Solch ein Shake ist kalorienarm und so leicht zu verwerten, dass er Ihnen gleich am Tagesanfang einen ordentlichen Energieschub gibt. Wenn Sie zu diesem

Frühstück übergehen, das kann ich Ihnen versprechen, werden Sie eine deutliche Energiezunahme spüren; sie fühlen sich gesünder, und die inneren Regulierungsmechanismen arbeiten reibungslos.

 ## FÜR ALLE SHAKEREZEPTE GILT

Geben Sie die Zutaten in den Mixer, lassen Sie ihn laufen, bis sich alles zu einem Getränk verbunden hat. Dann gießen Sie das Ganze in ein Trinkgefäß um.
1 Messlöffel fasst circa 25 Gramm (gestrichen gefüllt).

Königliche Minze –
unterstützt die Fettverbrennung

¼ l teilentrahmte Milch
1 TL Leinsamen
4–5 Blätter Minze
2 Eiswürfel
2 Messlöffel Molkenprotein Schoko
50 g Haferflocken

Der unglaubliche Hulk –
steh auf und geh los!

Das ist ein milder grünlicher Shake, Nervennahrung mit Schlankheitseffekt. Pistazien haben antioxidative Eigen-

schaften, und klinische Versuche deuten darauf hin, dass sie die Blutfettwerte verbessern und durch Beschleunigung des Stoffwechsels zum Gewichtsverlust beitragen. Auch eine appetithemmende Wirkung wird ihnen nachgesagt.

2 Messlöffel Eiweißpulver Vanille
50 g ungesalzene Pistazienkerne
1 Minzeblatt oder 1 Tropfen Pfefferminzextrakt
¼ l kaltes Wasser oder teilentrahmte Milch
3–5 Eiswürfel

Nach dem gründlichen Mixen in ein Trinkgefäß abgießen. Dieser Shake schmeckt auch ohne Minze sehr gut und ist von blassgrüner Farbe.

Beerig und cremig

Dies ist mein Standard-Frühstücksshake. Beim Obst variiere ich, aber auf jeden Fall ist immer genügend Eiweißpulver dabei, damit die Sache schön cremig wird. Das dürfen Sie allerdings nicht übertreiben, sonst müssen Sie den Shake am Ende löffeln.

2–3 Messlöffel Molkenprotein
Vanille oder Schokolade
50 g Haferflocken
1–2 Handvoll gemischte Beeren,
frisch oder tiefgekühlt
½ l teilentrahmte Milch

Und nach Geschmack:

2 TL Kakaopulver bester Qualität
2 TL Kreatinmonohydratpulver
1 TL Glutaminpulver
1 TL Leinsamen
1 TL Kokosnussbutter

Super-Energie-Shake

¼ l teilentrahmte Milch
1 gehäufter EL Erdnussmus oder 1 Handvoll
Mischnüsse
3 Messlöffel Molkenprotein Schokolade
50 g Haferflocken
1 TL lösliches Kaffeepulver

Und nach Geschmack:

2 TL Leinsamen
1 TL Glutaminpulver
1 EL Kreatinpulver
25 g Saatenmischung

Pflaumenshake

2 Messlöffel Eiweißpulver Vanille
1 oder 2 entsteinte Pflaumen
1 EL Multivitaminpulver
1 ganze geschälte Zitrone
¼ l Wasser
Eiswürfel nach Belieben

Orangenshake

*Diese Variante werden Sie entweder ganz besonders
mögen oder strikt ablehnen! Stimmt, der Geschmack ist
gewöhnungsbedürftig, aber der Shake dämpft Ihren
Appetit den ganzen Vormittag über. Probieren Sie ihn
einfach aus.*

2 Messlöffel Eiweißpulver Vanille
Orangensaft nach Belieben
Eiswürfel nach Belieben
1 TL Vanilleextrakt
1 Banane
1 Handvoll tiefgekühlte Erdbeeren
1–2 TL Stevia-Süßungsmittel

Wie immer alles gut mixen und dann in ein Trinkgefäß abgießen. Das bringt ganz sicher Ihre
Geschmacksknospen auf Trab.

Bananarama-Shake

Sehr nahrhaft ist dieser Shake – und er gibt Schwung für den Tag.

2 Messlöffel Molkenprotein Vanille oder Banane
1 Banane
50 g Kleie- oder andere Getreideflocken
½ l Wasser
1 TL brauner Zucker
1 Handvoll Nüsse
1 Tropfen Vanilleessenz oder -extrakt
3–4 Eiswürfel

Almond Explosion

Supergesund und ausgewogen ersetzt dieser Mandelshake eine ganze Mahlzeit und schmeckt wie ein Pudding.

2 Messlöffel Eiweißpulver Vanille
¼ l teilentrahmte Milch
50 g Haferflocken
50 g Rosinen
12 gehackte Mandeln
1 EL Erdnussbutter

Hafergrützen-Shake

Wenn in den bisherigen Rezepten Hafer vorkam, waren trockene Flocken gemeint. Wenn Sie keine Zeit haben, können Sie auch hier die Flocken oder auch das Hafermehl direkt verwenden – aber es schmeckt viel besser, wenn Sie Grütze vorkochen.

50 g Haferflocken, gekocht und abgekühlt
2 Messlöffel Eiweißpulver Vanille
½ TL Zimt, gemahlen
1 EL gehackte Nüsse (oder Mandeln, Leinsamen)
350 ml Wasser oder fettarme Milch

Schlankmacher-Shake

¼ l Wasser
1 EL Leinöl
½ reifer Pfirsich ohne Haut
6 tiefgekühlte Erdbeeren
1 Messlöffel Eiweißpulver nach Wahl
Süßungsmittel, falls erwünscht

Nada Colada

Hier handelt es sich natürlich um die alkoholfreie Version, daher der Name nada (»nichts«). Kokosöl ist reich an Omega-3- und -6-Anteilen und von hohem gesundheitlichem Wert. Wenn Sie Piña Colada mögen, ist das sicher ganz Ihr Fall.

2 Messlöffel Eiweißpulver Vanille
⅛ l Ananassaft
¼ TL Rumextrakt
1 TL Kokosnussöl
Süßstoff nach Geschmack
⅛ l Wasser (oder fettarme Milch)
3–6 Eiswürfel

Strawberry Sunrise

Diesen Erdbeershake mag ich ganz besonders. Ich habe ihn mir über Monate jeden Morgen gemacht, manchmal mit ein paar Haferflocken, aber meist mit ganz viel Obst.

4 Messlöffel Molkenprotein Vanille
⅛ l Wasser
1 Becher Erdbeerjoghurt
Frische oder tiefgekühlte Erd- und andere Beeren
1 TL Kreatinpulver
1 TL Leinöl

Ausdauer-Shake

Dies ist das perfekte Frühstück für Leute, die aus dem Haus müssen. Ab und zu gönne ich mir diesen Shake als kleine Leckerei.

3 Eier
¼ l Milch oder 3–4 Kugeln Vanilleeis

Die Eier – biologisch oder zumindest von frei laufenden Hühnern – können roh oder gekocht sein, bedenken Sie aber, dass bei rohen Eiern immer ein Salmonellenrisiko besteht. Deshalb empfehle ich gekochte Eier, aber Sie entscheiden natürlich selbst.

Erdnuss-Banane-Shake

So wohlschmeckend ich diesen Shake auch finde, ich leiste ihn mir nur, wenn ich sicher bin, dass die weiteren Mahlzeiten des Tages sehr diszipliniert ausfallen werden. Nüsse sind sehr kalorienreich, gehen Sie also vorsichtig damit um. Ich verwende ein kleines Stück Bienenwabe, aber ein Löffel Honig erfüllt denselben Zweck. Dieser Shake ist nicht für alle Tage!

2 Messlöffel Eiweißpulver Vanille
100 g Mandelscheiben oder Pekannüsse
1 EL Erdnussbutter

¼ l teilentrahmte Milch
1 Banane
1 EL Honig

Schneller-Mahlzeitenersatz-Shake

Mit Haferflocken und Hüttenkäse, die Kohlenhydrate und Eiweiß liefern, ersetzt dieser Shake eine ganze Mahlzeit. Sollte das Mixgetränk zu dickflüssig geraten, können Sie etwas mehr Milch nehmen. Dieser Shake wird Ihnen gute Dienste tun, wenn Sie es eilig haben und schnell eine nahrhafte »Mahlzeit« brauchen. Von der Körnigkeit des Hüttenkäses merken Sie natürlich nach dem Mixen nichts mehr.

¼ l teilentrahmte Milch
100 g fettarmer Hüttenkäse
3 Messlöffel Molkenprotein (am besten Vanille oder Schokolade)
1 kleiner Becher fettarmer Naturjoghurt
1 Handvoll Obst (oder tiefgekühlte Beeren) oder eine Banane
Eiswürfel, falls gewünscht
50 g Haferflocken

DAS MITTAGESSEN

Das Mittagessen kann Ihre Hauptmahlzeit des Tages sein oder einfach zwischendurch der schnellen, nahrhaften Sättigung dienen. Wir haben hier eine Auswahl einfacher Rezepte für ein Mittagessen zu Hause zusammengestellt – leicht und schnell zubereitet. Wenn Sie Ihr Mittagessen zur Arbeit mitnehmen möchten, suchen Sie sich Salate heraus, die am Vorabend zubereitet werden können. Die Rezepte dieses Teils können Sie natürlich auch für abends verwenden.

Kürbissuppe plus

Diese Suppe wird Ihnen mühelos gelingen, und sie lässt sich wunderbar in kleinen Portionen einfrieren, die dann in fünf Minuten servierfertig sind. Kürbis können Sie auch leicht selbst ziehen, wenn Sie irgendwo ein Stückchen Boden haben. Er braucht kaum Pflege, und im Herbst erwartet Sie dann eine reiche Ernte.

Für 4 Personen
Vorbereitung: 5–10 Minuten
Zubereitung: 30 Minuten

1 Butternuss- oder Birnenkürbis (aber jede andere Kürbisart ist ebenfalls geeignet), gewürfelt
2 Zwiebeln, gehackt
1 gelbe oder rote Paprika, grob zerkleinert
1–2 Knoblauchzehen, gehackt

1 mittelgroße Süßkartoffel, in kleine Würfel
geschnitten
1 EL gutes Olivenöl
1 TL Garam Masala
1 TL Kurkuma (Gelbwurz) für herrliche Farbe
und feines Aroma
Kochendes Wasser zum Bedecken des Gemüses
1–2 TL Gemüsebouillon

Gemüse schälen und wie angegeben zerkleinern, in
einen breiten Kochtopf geben und mit dem Olivenöl
und den Gewürzen 5 bis 10 Minuten andünsten.
Kochendes Wasser angießen, bis das Gemüse bedeckt
ist. Gemüsebrühe einstreuen. Zum Kochen bringen
und anschließend bei geringer Hitzezufuhr 20 Minuten lang weich kochen.
Etwas abkühlen lassen und pürieren. Vor dem
Anrichten gut erhitzen.
Dazu schmeckt ein wenig Brot mit Kräutern oder
Käse sehr gut.

Salade Niçoise (Nizza-Salat)

*Zeitlos beliebt und überaus nahrhaft ist der Nizza-Salat.
Eier und Fisch steuern Eiweiß bei, und die Gemüsemi-
schung sättigt nicht nur gut, sondern schmeckt auch fein.*

Für 4 Personen
Vorbereitung: 5–10 Minuten
Zubereitung: 10 Minuten

Gut 100 g gemischter Blattsalat (zum Beispiel Rucola
oder junger Spinat)
2 Dosen Thunfisch in Lake oder Wasser
Gut 100 g grüne Bohnen, frisch oder tiefgekühlt,
vorgekocht
4 hart gekochte Eier, geviertelt
4 mittelgroße Tomaten, geviertelt, oder 1 Handvoll
Kirschtomaten
10–12 kleine Kartoffeln oder halbierte Salatkartoffeln
Schwarze Oliven
Nach Belieben 1 kleines Glas (oder Dose) Sardellen

Dressing:

6 EL Olivenöl extra vergine
2 EL Weißweinessig
1 TL Dijon-Senf
Salz und gemahlener Pfeffer nach Geschmack

Die Salatblätter klein zupfen und in eine große
Schüssel geben. Den Thunfisch abgießen, zerteilen
und mit den vorgekochten grünen Bohnen, den hart
gekochten Eiern, Tomaten, Kartoffeln, Oliven und
Sardellen zum Salat geben. Die Dressingzutaten in
einer kleinen Schale gut verrühren. Das Dressing über
den Salat gießen und servieren.

Pita-Taschen mit pikantem Hähnchenfleisch, gemischten Paprika und Bohnen

Dieses Mittagessen ist leicht und schnell zubereitet, eiweiß- und ballaststoffreich.

Für 2 Personen
Vorbereitung: 5 Minuten
Zubereitung: 10 Minuten

2 Hähnchenbrustfilets, in Würfel geschnitten
1 Handvoll bunte Paprikastreifen
1 Zwiebel
1 EL gutes Olivenöl
1 Dose Mischbohnen
1–2 TL Chili-Gewürzmischung
2 große Pitabrote

Fleisch, Paprika und Zwiebeln in einer beschichteten Pfanne anbraten. Wenn das Fleisch durch ist, Bohnen und Gewürzmischung hinzufügen und weitere 2 bis 3 Minuten erhitzen. In das zu Taschen geschnittene Fladenbrot füllen.
Dazu passt Tomatensalat.

DAS ABENDESSEN

Hobo-Päckchen

»Hobos« hießen in früheren Zeiten die Wanderarbeiter in Amerika, die alles, was sie an Nahrungsmitteln zu ergattern vermochten, zusammenmischten und mit dem sogenannten Hobo-Kocher erhitzten. Darunter versteht man im Prinzip ein hohles, nach unten offenes Metallgefäß mit Luftlöchern, das nach dem Kaminprinzip als Brennraum und Topfträger dient. Der Hobo-Kocher lässt sich am einfachsten mit einer leeren Konservendose provisorisch herstellen.

Hobo-Päckchen sind eine besonders praktische und bequeme Zubereitungsart, mit der Sie kalorienarme und doch sehr nahrhafte Gerichte zubereiten können. Für mich sind sie die ideale Art, reichlich Gemüse und Eiweiß zu mir zu nehmen. Besonders am Abend sind sie geeignet, wenn man nicht gern zweimal am Tag Salat isst. Manche vertragen es auch nicht – wenn sie abends Salat essen, werden sie in der Nacht wach. Das Gemüse im Hobo-Päckchen sättigt nachhaltig.

Das Schönste an den Hobo-Päckchen ist die einfache Zubereitung. Sie legen einfach alles bereit, was Sie benötigen, schneiden es klein, wickeln es in Alufolie ein und schieben es für 40 bis 50 Minuten in den Backofen. Ich stelle die Päckchen manchmal sogar schon am Vorabend her und lege Sie in den Kühlschrank. Dann brauche ich abends nur noch den Backofen vorzuheizen und die Päckchen hineinzulegen.

Wenn Sie auch so verfahren möchten, holen Sie die Päckchen am besten frühzeitig aus dem Kühlschrank, damit Sie schon etwas angewärmt sind, bevor sie in den Ofen kommen.

Hobo-Päckchen sind äußerst vielseitig. Ob es sich um etwas mehr Rustikales mit Schweinelendchen oder die eher raffinierten Sachen mit Lachs handelt, die Grundanleitung ist immer gleich. Denken Sie daran, dass der Gemüseanteil hoch sein soll, damit Sie mit möglichst wenig Kalorien möglichst anhaltend gesättigt sind. Natürlich nimmt das Gemüse bei dieser Zubereitungsart den Geschmack der übrigen Zutaten an.

So wird's gemacht – Grundanleitung

1. Breiten Sie ein großes Stück Alufolie oder Backpapier auf der Arbeitsplatte aus.
2. Zerkleinern Sie die Zutaten. Damit alles schön durchgart, müssen die Stücke recht klein sein. Schneiden Sie Fleisch in schmale Streifen oder kleine Würfel. Sie können Fleisch, Geflügel und Fisch jeder Art verwenden und an Gemüse so viel hinzufügen, wie Sie möchten. Ich gebe auch gern etwas Bratensoße, Fond, Sojasoße, Zitronensaft oder ein paar Tropfen Olivenöl dazu und runde das Ganze mit Kräutern und Gewürzen ab.
3. Schlagen Sie die Folie oder das Papier so ein, dass ein möglichst dichtes Päckchen entsteht. Legen Sie es auf ein Backblech.
4. Den Backofen auf 200 Grad vorheizen und das Päckchen 40 bis 50 Minuten garen. Wichtig ist, dass alles gut durcherhitzt wird. Fertig.

Saftiges Schweinefleischpäckchen

Für 1 Person
Vorbereitung: 5–10 Minuten
Zubereitung: 40–50 Minuten

2–3 Medaillons Filet oder Lende vom Schwein,
möglichst aus artgerechter biologischer Haltung, nach
Belieben in feine Streifen geschnitten
1 Knoblauchzehe, fein gehackt
8 weiße Champignons oder geschnittene Pilze
2 Stangen Sellerie, fein geschnitten
2 TL trockene Kräutermischung oder frischer
Thymian
1 große Zwiebel, ganz fein geschnitten
Salz und frisch gemahlener Pfeffer oder Barbecuesoße

Verarbeiten Sie das Ganze nach der Grundanleitung
für Hobo-Päckchen (siehe S. 244).

Chinapäckchen mit Pfannengemüse und Hähnchenfleisch

*Für mich gibt es kein besseres Hobo-Päckchen. Ich muss es
mindestens einmal die Woche haben – sehr zum Ärger
meiner Frau, die es schon nicht mehr sehen kann. Diese
Zubereitung ist kalorien- und kohlenhydratarm, aber
hocharomatisch. Ich hoffe, sie schmeckt Ihnen so gut wie
mir.*

Für 1 Person
Vorbereitung 5–10 Minuten
Zubereitung 40–50 Minuten

1–2 klein geschnittene Hähnchenbrustfilets
(angebraten, wenn Sie möchten)
1 Zwiebel, fein gehackt
Je ½ rote, gelbe und grüne Paprika, in Streifen
geschnitten
½ Dose Zuckermais oder 5 junge Kolben
Sojasoße, Reisessig, süße Chilisoße
2 TL Sesamöl aus gerösteten Samen

Vermischen Sie Fleisch, Zwiebel, Paprika und Mais
mit der Sojasoße, dem Reisessig, der süßen Chilisoße
und dem Sesamöl. Dann die Folie verschließen und
wie angegeben backen.

Forellenpäckchen

*Etwas Besonderes, ein Festessen für Verliebte. Füllen
Sie eine Forelle pro Person mit dem Gemüse, auf das
Sie Appetit haben. Ich nenne Ihnen ein paar Beispiele,
aber zu diesem Gericht können Sie wirklich alles
verwenden.*

Für 2 Personen
Vorbereitung: 5–10 Minuten
Zubereitung: 40–50 Minuten

2 ausgenommene ganze Forellen
1 Süßkartoffel
1 Zucchino
1 Handvoll junge grüne Bohnen
(frisch oder tiefgekühlt)
1 Zwiebel
2 große Tomaten oder entsprechend viele
Kirschtomaten
Wenig Olivenöl
Saft von ½ Zitrone, frisch gepresst
Kräuter und Gewürze nach Geschmack

Die Zutaten in Folie einpacken und wie oben beschrieben garen.

Nudeln mit Lachs und gemischtem Gemüse

Für 2 Personen
Vorbereitung: 5–10 Minuten
Zubereitung: 10–20 Minuten

2 Lachsfilets
1 EL Sesamöl
Falls erwünscht: 2 cm frischer Ingwer, fein gehackt
1 Knoblauchzehe, fein gehackt
Je ½ rote und gelbe Paprika, in Streifen geschnitten
1 mittelgroße Zwiebel, fein geschnitten
6 Frühlingszwiebeln, fein gehackt
4–5 EL Sojasoße

2 Eiernudelnester oder ein Päckchen wokfertige
weiche Nudeln
1 TL schwarzer Sesam

Den Lachs dämpfen oder in der Pfanne braten. (Das
Dämpfen verlängert die Zubereitungszeit um circa
15 Minuten.) Das Sesamöl in der Pfanne erhitzen und
den Ingwer, Knoblauch und das Gemüse (ein wenig
von den Frühlingszwiebeln aufheben) darin andünsten.
Sojasoße angießen. Den Lachs hinzugeben und
alles bei milder Hitze weiter garen.
Die Nudeln kochen und abgießen. Den Lachs auf
den Nudeln anrichten, noch etwas geschnittene
Frühlingszwiebel dazugeben und mit dem Sesam
bestreuen.

Nudeln mit Hähnchenbrust und Rucola

*Dieses Gericht eignet sich wunderbar als Abendessen und
bietet mit grünem oder rotem Pesto zwei unterschiedliche
Geschmackserlebnisse.*

Für 2 Personen
Vorbereitung: 5 Minuten
Zubereitung: 30 Minuten

2 Bio-Hähnchenbrustfilets
125 g Vollkorn-, Dinkel- oder auch glutenfreie
Nudeln

½ Glas grünes oder rotes Pesto
Rucola

Die Hähnchenbrust in 15 bis 20 Minuten im Backofen garen. Etwas abkühlen lassen und in Streifen
schneiden.
Inzwischen die Nudeln kochen, abgießen und leicht
abkühlen lassen. Fleisch und Pesto hinzufügen und,
falls notwendig, noch einmal erwärmen.
Vor dem Servieren mit Rucolablättern bestreuen,
aber auch eine gute Portion Rucola als Beilage
hinzufügen.

Spaghetti mit Tomatensoße und Parmesan

Für 2 Personen
Vorbereitung: 5 Minuten
Zubereitung: 45–60 Minuten

3 EL Olivenöl extra vergine
1 große Zwiebel, gehackt
2 Knoblauchzehen, zerdrückt
400 g Tomatenstücke aus der Dose
1 gute Handvoll Basilikumblätter, zerpflückt
125 g Vollkornweizen-, Dinkel- oder glutenfreie
Spaghetti
Frisch gemahlener schwarzer Pfeffer
Parmesan oder anderer Hartkäse

Öl erhitzen und Zwiebeln und Knoblauch andünsten. Tomaten einrühren und bei milder Hitze 45 bis 60 Minuten köcheln lassen. Basilikum hinzufügen und abschmecken.
Die Spaghetti al dente kochen, mit der Soße anrichten, pfeffern und großzügig mit Parmesan bestreuen.

SNACKS

Vollkornweizen-Muffins ohne Zucker

Hier haben wir einen wirklich gesunden kleinen Snack. Den Geschmack können Sie mit allen nur erdenklichen Trockenfrüchten oder mit frischem Obst abwandeln.

125 g Butter
1–2 EL Stevia-Süßmittel
2 mittelgroße Eier
125 g Vollkornweizenmehl
1 TL Backpulver
1 TL Vanilleessenz (falls gewünscht)
125 g wahlweise: frische oder tiefgekühlte Erdbeeren, Himbeeren, Heidelbeeren; zerkleinerte Dattel, Rosinen; Schokochips zartbitter

Backofen auf 200 Grad (Gas Stufe 6) vorheizen. Butter und Stevia in einer Schüssel schaumig schlagen. Die Eier separat verquirlen und mit der Butter verrühren.

Mehl mit dem Backpulver sieben und unterheben.
Vanilleessenz zugeben und verrühren.
Obst oder Schokolade hinzugeben und vorsichtig
unterrühren.
Mit dem Löffel in Muffinförmchen geben und etwa
18–20 Minuten backen, bis sie aufgegangen, aber
noch elastisch sind.

Dinkelkekse mit Honig

Ein köstliches und nahrhaftes Naschwerk!

Vorbereitung: 5–10 Minuten
Zubereitung: 10–12 Minuten

200 g Vollkorndinkelmehl
1 TL Backpulver
1 TL gemahlener Zimt
100 g Honig
100 g Pflanzenöl

Backofen auf 190 Grad (Gasherd Stufe 5) vorheizen.
Alle Zutaten in einer Schüssel zu einem weichen
Teig verrühren.
Ein Backblech einfetten und mit dem Teelöffel
kleine Häufchen darauf verteilen. Platz lassen, da sie
aufgehen.
Im vorgeheizten Ofen in 10–12 Minuten goldbraun
backen.

Power-Eiweißriegel

Diese Riegel sind schnell und einfach gemacht und müssen nicht gebacken werden. Sie können immer einen dabeihaben – als Eiweißschub nach dem Sport oder als kleine Zwischenmahlzeit.

425 g Haferflocken oder ungesüßtes Müsli
4 Messlöffel Molkenprotein Vanille oder Schokolade
100 g ungesüßte Erdnussbutter
⅛ l Wasser oder Milch

Und nach Geschmack:
Trockenfrüchte: Rosinen, Cranberries, Banane
Samen und Kerne (Kürbis, Sonnenblume, Sesam, Leinsamen)
Schokochips oder Schokoraspel, dunkel

Wenn Sie Samen oder Trockenobst verwenden, brauchen Sie eventuell etwas mehr Flüssigkeit.
Alle Zutaten vermischen. Eine Backform mit Backpapier auslegen und die Masse etwa 1,5 Zentimeter dick darauf ausstreichen.
Für 1–2 Stunden in den Kühlschrank stellen, dann in Riegel schneiden.

LITERATUR

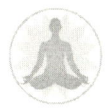

Bass, Clarence: *Ripped: The Sensible Way to Achieve Ultimate Muscularity*, Albuquerque, N.M.: C. Bass' Ripped Enterprises 1980

–, *Ultraschlank*, Arnsberg: Novagenics 1999

Faulks, Martin: *Secrets of Rejuvenation*, London: Watkins 2009

–, *Butterfly Tai Chi*, London: Watkins 2009

Faulks, Philippa: *Innere Balance durch Meditation*, München: Knaur 2009

Williams, Mark, und Danny Penman: *Meditation im Alltag: Gelassenheit finden in einer hektischen Welt*, München: Arkana 2011

»Crossfit«, Internetseite mit interdisziplinärem Fitnessansatz: www.crossfit.com

Zen-Habits-Blog von Leo Babauta: http://zenhabits.net

REZEPTVERZEICHNIS

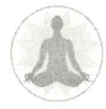

A

Almond Explosion 234

Ausdauer-Shake 237

B

Bananarama-Shake 234

Beerig und cremig 231

C

Chinapäckchen mit Pfannengemüse und Hähnchenfleisch 245

D

Der unglaubliche Hulk 230

Dinkelkekse mit Honig 251

E

Erdnuss-Banane-Shake 237

F

Forellenpäckchen 246

H

Haferbrei (Porridge) mit Beeren 228

Hafergrützen-Shake 235

K

Kefir-Smoothie 229
Königliche Minze 230
Kürbissuppe plus 239

L

Lachs und Rührei 228

N

Nada Colada 236
Nudeln mit Hähnchenbrust und Rucola 248
Nudeln mit Lachs und gemischtem Gemüse 247

O

Orangenshake 233

P

Pflaumenshake 233
Pita-Taschen mit pikantem Hähnchenfleisch,
    gemischtem Paprika und Bohnen 242
Power-Eiweißriegel 252

S

Saftiges Schweinefleischpäckchen 245
Salade Niçoise 240
Schlankmacher-Shake 235
Schneller-Mahlzeitersatz-Shake 238
Spaghetti mit Tomatensoße und Parmesan 249
Strawberry Sunrise 236
Super-Energie-Shake 232

V

Vollkornweizen-Muffins ohne Zucker 250